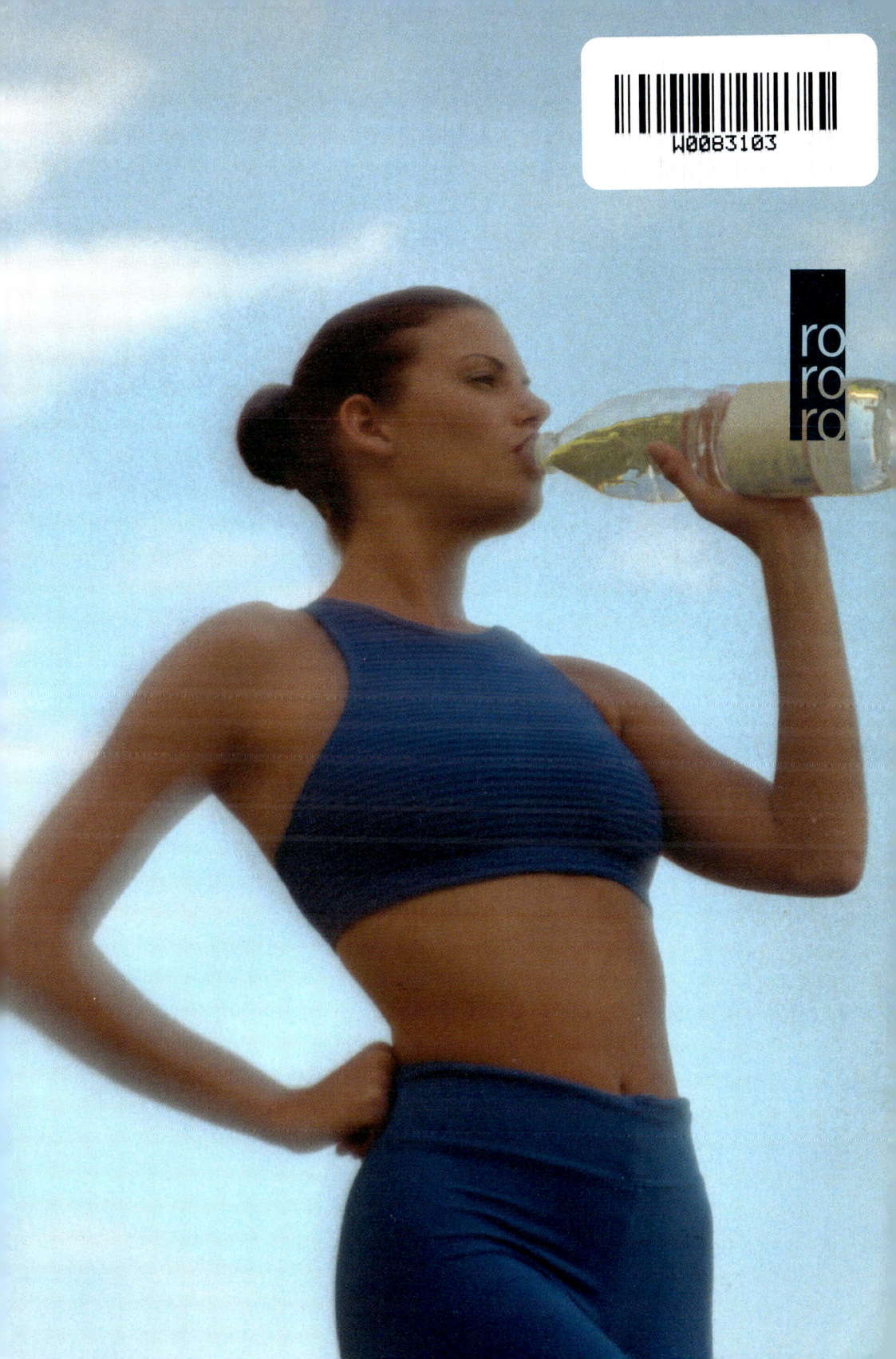

ro
ro
ro

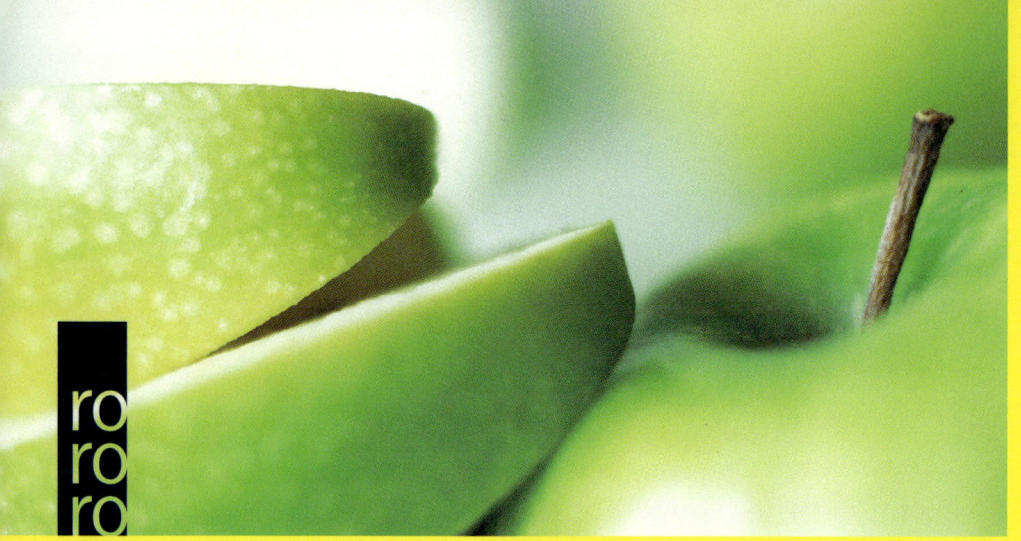

Lektorat Bernd-H. Gottwald

Doris Burger

Effektiv zum schlanken Bauch

Das 4-Wochen-Programm ohne Diät

Rowohlt Taschenbuch Verlag

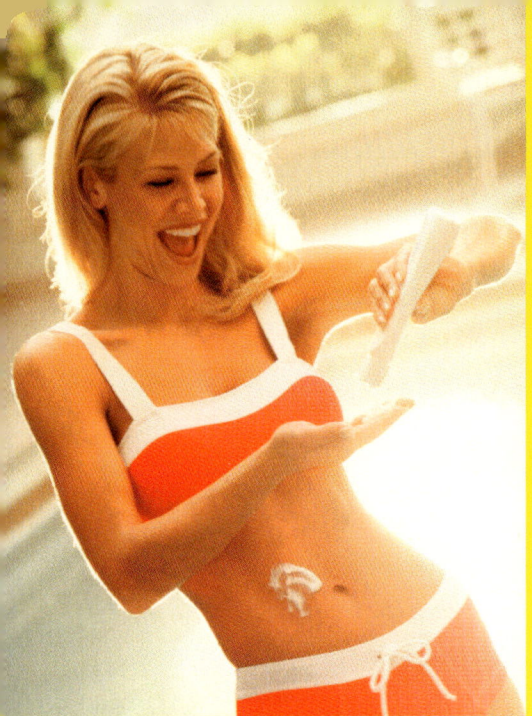

Inhalt

Originalausgabe
Veröffentlicht im
Rowohlt Taschenbuch Verlag GmbH,
Reinbek bei Hamburg, Juni 2003
Copyright © 2003 by
Rowohlt Taschenbuch Verlag GmbH,
Reinbek bei Hamburg
Redaktion Heike Herrberg
Umschlaggestaltung any.way,
Barbara Hanke/Cordula Schmidt
(Fotos: Eye Wire)
Reihenlayout Christine Lohmann
Satz Caecilia und Helvetica PostScript
bei KCS GmbH, Buchholz/Hamburg
Druck und Bindung Clausen & Bosse, Leck

Printed in Germany
ISBN 3 499 61527 4

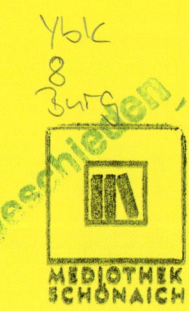

Anhang

Gut, dass Sie eitel sind!

Es ist also so weit: Sie wollen Ihrem Bauch nicht länger beim Wachsen zusehen, sondern etwas für Ihre Figur tun. Sie wollen wieder beweglich und schlank werden. Sie wollen wieder besser aussehen. Wunderbar! Mit diesem Buch erhalten Sie ein komplettes Programm, das zugeschnitten ist auf Ihr Problem: die runde Leibesmitte.

Bevor Sie mit dem Training beginnen, können Sie anhand eines einfachen Tests herausfinden, welcher Bauchtyp Sie sind – schließlich ist Bauch nicht gleich Bauch. In der Auswertung finden Sie dann Ihren persönlichen Leitfaden, der Sie zu Ihrem persönlichen Programm führt. Denn Sie wollen ja keine Zeit verschwenden, sondern ganz gezielt auf einen flachen Bauch hinarbeiten. Die gute Nachricht: Jeder noch so kugelige Bauch kann wieder flach werden. Es gibt nichts, was Sie davon abhalten könnte, zu Ihrer Bestform zurückzufinden. Aber: Von allein passiert gar nichts. Gegen Rundungen und Pölsterchen hilft nur Bewegung. Das ist das Allerwichtigste. Stehen Sie auf und werden Sie aktiv. Dann wird der Speck kontinuierlich schwinden, und Sie werden kräftiger, leichter und fitter. Und: Sie werden nicht nur schlanker, sondern auch gesünder.

Jeder Schritt zählt!

Kondition ist also der erste Baustein des Schlanker-Bauch-Programms. Doch seien Sie unbesorgt: Es werden keine Höchstleistungen von Ihnen verlangt. Wir haben drei Programme für Sie zusammengestellt. Basierend auf den neuesten Erkenntnissen der Sportwissenschaft, die schlicht feststellen: Jeder Schritt ist wichtig. Programm 1 beginnt sachte, ein wirkliches Aufbauprogramm für den überzeugten Bewegungsmuffel. Programm 2 dreht sich ganz ums Walken, und Programm 3 wird die Läufernaturen überzeugen.

Anschließend lernen Sie die besten Übungen für Bauch und Rücken kennen. Sie bauen gezielt die Muskulatur für die straffe Mitte auf: Ihre Haltung wird sich kontinuierlich verbessern. Positiver Nebeneffekt des sanften Krafttrainings: Rückenschmerzen verschwinden.

Nach einem Ausflug in die Welt der Massagen und der Kosmetik folgt der Wegweiser zu einer gesunden, vollwertigen Ernährung. Sie erfahren, warum Kohlenhydrate für das leichte Essen wichtig sind und warum wir auf Fett weitgehend verzichten sollten. Wie das geht, ohne dass Geschmack und Genuss leiden, erfahren Sie Schritt für Schritt.

Bereits nach vier Wochen werden Sie deutliche Erfolge spüren. Ein kleines Bauchproblem hat sich dann sicherlich schon erledigt. Vielleicht brauchen Sie aber auch etwas mehr Zeit. Dann wird es Ihnen nicht schwer fallen, mit dem Programm weiterzumachen, bis Sie zu Ihrer persönlichen Bestform gefunden haben. Denn sehr wahrscheinlich haben Sie nach vier Wochen bereits so viel Spaß an Ihrem neuen, aktiven Leben, dass Sie die Bewegung nicht mehr missen möchten.

Doris Burger

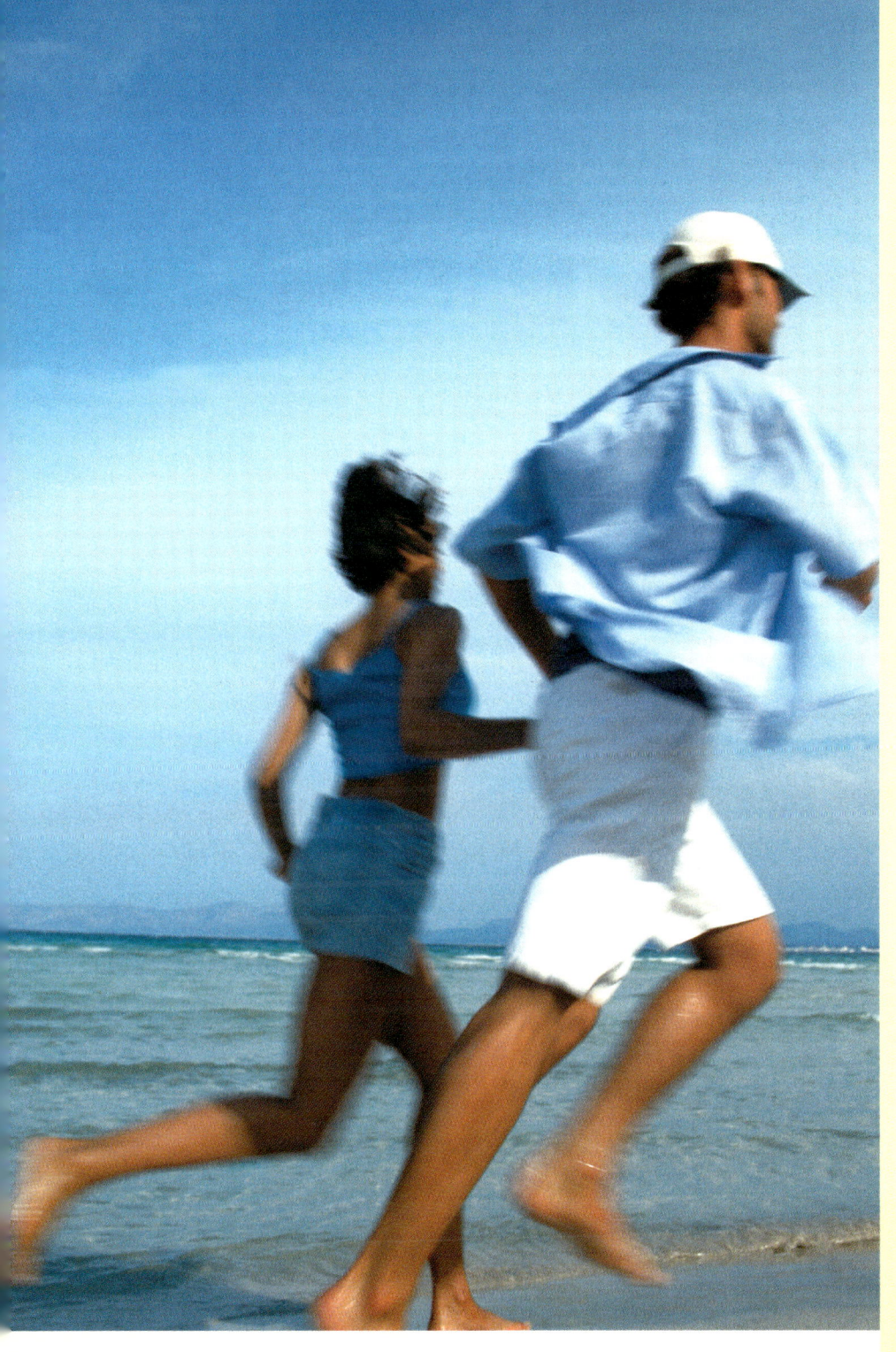

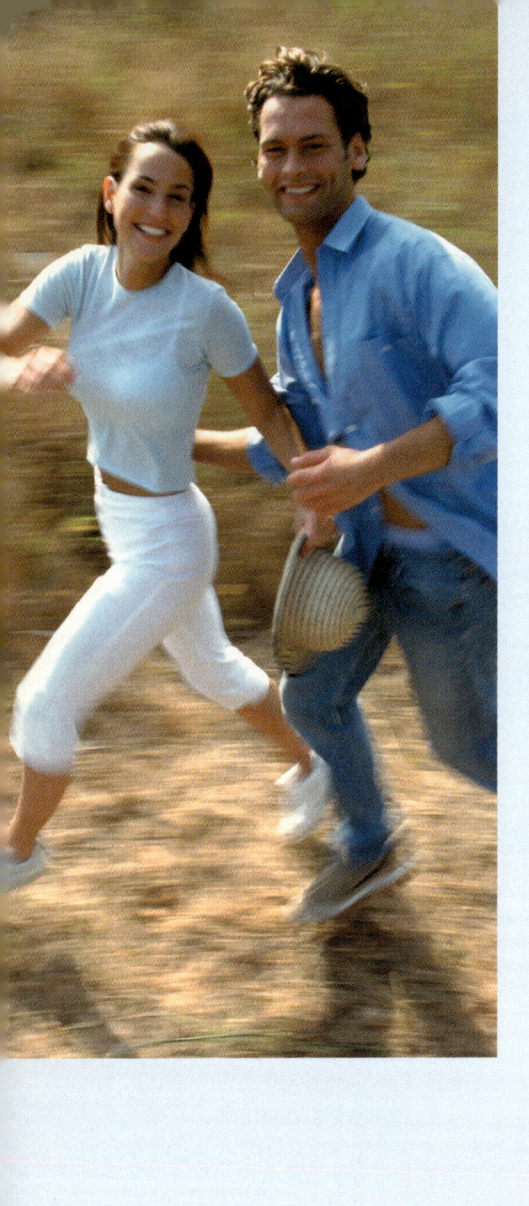

Check-up

Der Weg zu Ihrer Bestform

Sie möchten endlich wieder schlank und fit sein, aber wissen nicht so recht, wie Sie das anstellen sollen? Hier finden Sie die Lösung. Mit unserem Programm für mehr Kondition und eine gesündere Ernährung sowie gezielten Übungen für den straffen Bauch kommen Sie Ihrer Bestform Schritt für Schritt näher. Sie müssen sich nur überwinden, alte Gewohnheiten aufgeben und aktiv werden. Versuchen Sie es einfach – Sie werden sehen, es ist gar nicht so schwer!

Rund und kugelig – das muss nicht sein!

Auf einmal ist er da. Ein hinterhältiger Geselle, der nicht langsam und kontinuierlich gewachsen ist, sondern plötzlich und über Nacht. Eines Morgens sehen wir in den Spiegel und entdecken in unserer Mitte eine Kugel. Wie wir uns auch drehen, sie ist und bleibt da. Ein Bauch. Zunächst wirkt er fremd: So kennen wir uns ja gar nicht – waren wir nicht gestern noch rank und schlank? Dann fangen wir an, uns an ihn zu gewöhnen. Kaufen die Hosen eine Nummer größer und die Pullover etwas länger. Im gerade geschnittenen Sakko oder Blazer gefallen wir uns auf einmal besser als im taillierten, und eine Weste kaschiert den Wulst über dem Bund. So diskret verborgen, liebt es der Bauch, denn im Dunkeln wächst er besonders gern. Wenn wir jetzt nichts unternehmen, wird er immer kugeliger, dicker und einnehmender werden. Stopp! Sie wollen nicht mitspielen? Sie haben keine Lust, sich mit der neuen Form abzufinden? Prima. In der Tat gibt es keinen Grund, sich mit einem wachsenden Bauch zu arrangieren (außer in einer Schwangerschaft natürlich). Wie gut, dass Sie eitel sind! Denn Eitelkeit ist kein Laster, sondern eine wichtige Triebfeder für positive Veränderungen.

Fünf Gründe für einen dicken Bauch

Auf einmal war er da? Wohl kaum! Tatsächlich ist kein Bauch

über Nacht entstanden, auch wenn es oft so scheint. Vielleicht gab es gerade eine anstrengende Phase im Job zu bewältigen, in der Sie alles andere im Kopf hatten als Bewegung und bewusste Ernährung. Vielleicht haben Sie häufig gedankenlos gegessen, um die Nerven zu beruhigen, und selbst für den wöchentlichen Badmintontermin keine Zeit mehr gefunden.

Vielleicht haben Sie aber auch ein Baby bekommen und fanden seine Bedürfnisse lange Zeit wichtiger als Ihre eigenen Wünsche. Oder sie waren krank oder verletzt und dadurch einige Wochen oder gar Monate zur Bewegungslosigkeit verdammt. Womöglich geht es Ihnen wie mir: Sie sind einfach bequem geworden. Zahlreiche geruhsame Abende, die nach gemeinsamem Kochen und Essen auf dem Sofa ausklingen, sind angenehm und gemütlich – aber nach einem bewegungsarmen Tag am Schreibtisch ruinös für die Figur.

Bauch ist nicht gleich Bauch

Bestimmt wissen Sie schon, woran es bei Ihnen lag. Wenn Sie sich nicht ganz sicher sind, hilft Ihnen unser Test (ab S. 20) auf die Sprünge. Darin geht es nicht nur um die Ursachen, sondern auch um «seine» aktuelle Form. Denn Bauch ist nicht gleich Bauch: Es gibt kleine und große Kugeln, Spitz- und Hängebäuche, weiche und pralle Varianten – und wer seinen Bauchtyp kennt, kann die passenden Maßnahmen ergreifen. Denn eines ist klar: Der Bauch ist keine Alterserscheinung, er entsteht nicht zwangsläufig mit den Jahren. Der Prozess lässt sich umkehren!

Das Ziel ist nicht nur, wieder optisch in Form zu kommen, sondern auch, sich frischer und dynamischer zu fühlen, fitter und beweglicher. Den Gewinn werden Sie sowohl im Spiegel sehen als auch spüren. Denn alles, was Sie ab heute für sich tun, verbessert nicht nur Ihr Aussehen, sondern auch Ihre Gesundheit. Sie werden wieder mehr Spaß haben, mit Ihrer Familie und Ihren Freunden, Ihren Kindern oder Ihrem Partner. Vor allem aber werden Sie sich selbst wieder besser leiden mögen. Sie haben es in der Hand. Machen Sie mit!

Ein wichtiger Körperteil

Unser Bauch gehört zu uns. Er ist ein sehr wichtiger Körperteil, der nicht nur unsere inneren Organe

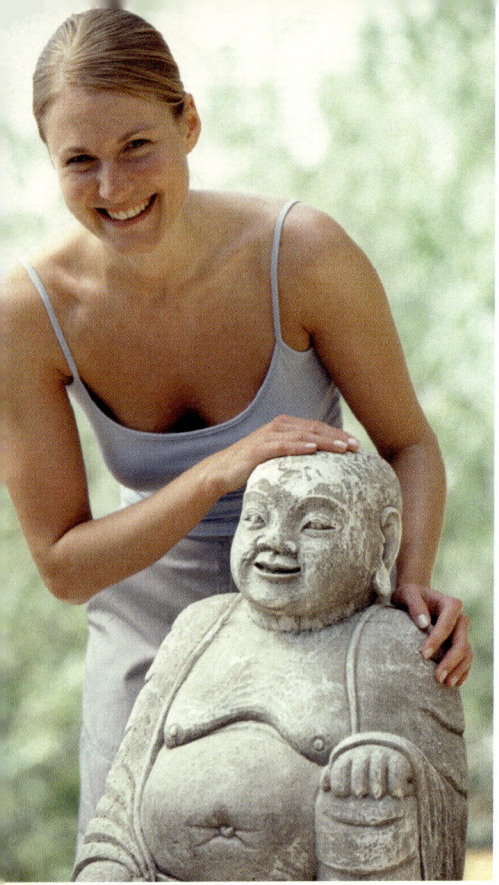

umschließt, sondern auch Sitz eines dichten Nervengeflechts ist. Nach dem Gehirn findet sich im Bauch die zweitgrößte Nervendichte: Sattes Wohlgefühl und Schmetterlinge, aber auch Hunger, Wut und Nervosität spüren wir dort. Wer seiner Intuition folgt, hört auf sein Bauchgefühl. Während Babys sich noch zufrieden von den Bedürfnissen ihres Bauches leiten lassen, schätzen wir diese Wünsche allzu oft gering oder versuchen sie zu verdrängen. Das klappt nicht immer: Ein kleiner Hunger wird zu störendem Heißhunger. Auch in Extremsituationen, zum Beispiel vor Prüfungen, macht sich der Bauch stürmisch bemerkbar. Angst und Stress lassen das Gedärm wirbeln.

Kraftquelle und Energiezentrum

In der östlichen Philosophie wird der Bauch, anders als in der christlichen Lehre, nicht als Störenfried und Schwachstelle gesehen. Im Gegenteil: Er spielt eine entscheidende Rolle als Kraft- und Energiezentrum. Aus ihm wird die Stärke geschöpft, die in den Kampfkünsten dynamisch genutzt werden kann. Auch in der meditativen Bewegungskunst

Yoga spielt das Zentrum *Hara* eine wichtige Rolle. In diesem Zentrum können wir ruhen, daraus ziehen wir unsere Kraft, unser *Chi*. Nur wer ein gutes Gleichgewicht zwischen Kopf und Körper gefunden hat, gilt als reifer und ausgeglichener Mensch.

Versuchen Sie, Ihren Bauch nicht mehr mit Abneigung oder gar mit Hass zu betrachten. Vergessen Sie den Wunsch: Weg mit dem Bauch. Ihr Bauch ist ein wichtiger Teil von Ihnen! Okay, wahrscheinlich hätten Sie ihn noch lieber und würden ihn mit größerem Vergnügen betrachten, wenn er ein wenig flacher wäre. Also gilt es, das runde Teil zunächst mal ganz nüchtern zu betrachten.

Bestandsaufnahme

Stellen Sie sich nackt vor einen Spiegel und betrachten Sie sich von allen Seiten. Ist es wirklich nur der Bauch, der stört? Oder ist er am Rücken mit zwei Henkeln verankert? Zieht sich gar ein Rettungsring um Ihre Leibesmitte? Frauen haben normalerweise weniger Probleme mit Rettungsringen, dafür setzen sich Fettpölsterchen gerne auf den Hüften, am Po und den Oberschenkeln fest. Sind an den Innenseiten Ihrer Oberschenkel seit neuestem zwei

Kugeln zu erkennen? Sind Arme und Schultern in Ordnung? Oder rundlich und ein wenig weich geworden? Hat sich Ihre Statur verändert? Haben Sie das Gefühl, kleiner und gedrungener zu sein als früher?

Vergessen Sie bei dieser selbstkritischen Betrachtung jedoch nicht, auch Ihre Schokoladenseiten wahrzunehmen: Sind die Waden knackig und die Fesseln schlank? Ist Ihr Gesicht so markant wie eh und je? Ist Ihre Brust wohlgeformt und keck? – Notieren Sie Ihre Pluspunkte. Und schreiben Sie dann dazu, was Sie ändern wollen. Es ist wichtig, dieses Ziel festzuhalten. Denn alles, was wir schriftlich notieren, ist im Gedächtnis besser verankert.

Keine Bange: Selbst wenn Sie schon lange nichts mehr für sich getan haben, können Sie wieder zu Ihrer Bestform zurückfinden.

Nehmen Sie Maß

Messen Sie Ihren Hüft- und Taillenumfang und notieren Sie sich diese Maße. Teilen Sie außerdem Taillen- durch Hüftumfang, und schreiben Sie das Ergebnis auf. Auch dieser Quotient ist ein wichtiges Indiz für Ihre Fitness.

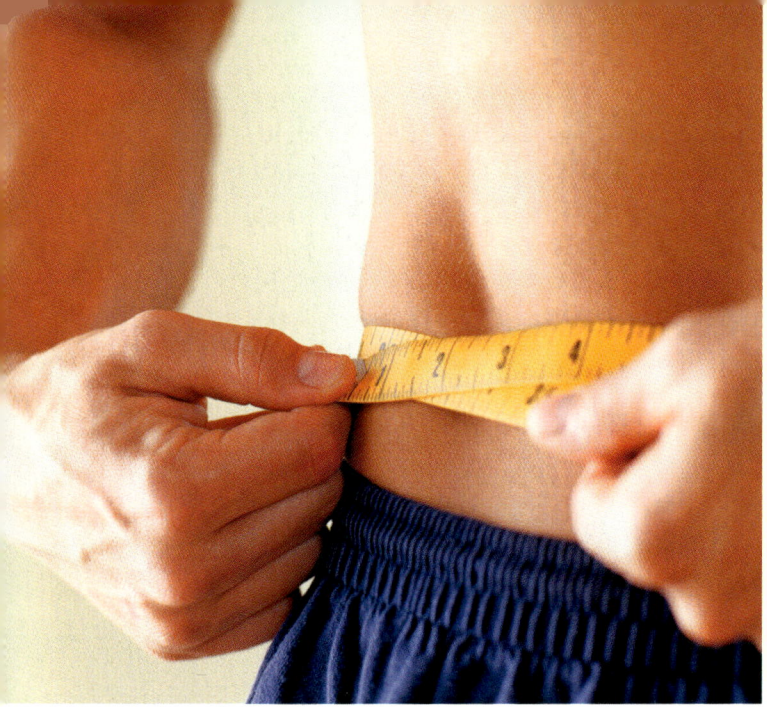

Gefährlicher Zuwachs

Britische Forscher nahmen Maß – und staunten: Der durchschnittliche Bauchumfang bei Männern stieg seit 1972 von 81,5 auf 90 Zentimeter. Ihre Schlussfolgerung: Wenn wir nicht aufhören, uns ungesund zu ernähren, werden im Jahr 2031 sogar 105 Zentimeter Bauchumfang Durchschnitt sein.

Notieren Sie Ihr aktuelles Gewicht. Wichtig: Ihr Gewicht ist nur ein Anhaltspunkt – und nicht entscheidend zur Beurteilung Ihrer Fitness oder Ihrer Fortschritte auf dem Weg dorthin. Ein sehr muskulöser Mann kann bei einer Kör-

pergröße von 1,90 Metern schon mal 95 Kilo wiegen, ohne ein Gramm Fett zu viel zu haben. Auch eine gut trainierte Frau von 1,70 Metern ist mit 65 Kilogramm oft knackig schlank, während eine andere mit derselben Größe und demselben Gewicht recht mollig und schlaff aussehen kann.

Moderne Körperformel: Der Body-Mass-Index

Als einigermaßen zuverlässige Messgröße gilt heute der Body-Mass-Index (BMI). Er gibt Auskunft über das Verhältnis von Gewicht und Größe. Berechnen können Sie Ihren BMI, indem Sie Ihr Körpergewicht durch Ihre quadrierte Körpergröße teilen. Ein Beispiel:
BMI = 65 Kilo/1,68 x 1,68 = 23

Wer keine Lust zum Rechnen hat, kann auch in folgender Tabelle nachsehen (und dort das Lineal anlegen).

Bei Frauen gilt ein BMI von 19 bis 24 als optimal, bei Männern ist ein Wert zwischen 20 und 25 in Ordnung (als optimal gilt bei Männern die Spanne von 20 bis 22). Trifft das bei Ihnen zu, bewegen Sie sich im gesundheitlich unbedenklichen Normalbereich. Über die Verteilung Ihrer Pfunde

am Körper sagen jedoch weder BMI noch Gewicht etwas aus. Sie können, vor allem, wenn Sie wenig muskulös sind, trotzdem einen Bauch haben. Denn der entscheidende Unterschied liegt in der Verteilung des Gewichts. Fett ist relativ voluminös und leicht, Muskeln sind kompakt und relativ schwer. Wie Federn und Gold: Ein Kilo Gold nimmt viel weniger Platz ein als ein Kilo Federn. Die wirklich entscheidende Größe

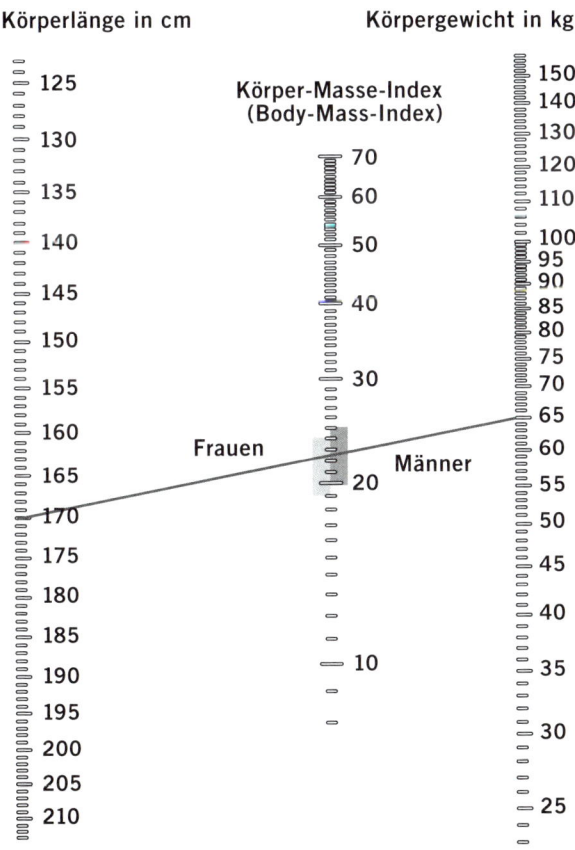

Körperlänge in cm

Körpergewicht in kg

Körper-Masse-Index
(Body-Mass-Index)

Frauen   Männer

ist also der Fettanteil am Gesamtgewicht. Den können Sie sehen oder mit einem einfachen Kneiftest feststellen: Greifen Sie am Bauch zur vollen Rolle, besteht sicherlich Handlungsbedarf. Wer mit Mühe ein 2-Zentimeter-Röllchen quetschen kann, hat keinen Bauch, sondern höchstens eine schlechte Haltung.

Wer seinen Fettanteil relativ zum Gesamtgewicht genau wissen möchte, kann ihn während eines Gesundheitschecks beim Sportmediziner feststellen lassen. Auch große Fitness-Studios bieten heute oft diese Möglichkeit. Dadurch kann in Abständen von einigen Wochen der Erfolg eines Trainingsprogramms kontrolliert werden. Es gibt inzwischen in allen großen Kaufhäusern und Sanitätsgeschäften spezielle Waagen für den Hausgebrauch, mit denen Sie den prozentualen Fettanteil näherungsweise bestimmen können.

Aber machen Sie sich mit dem Wiegen und Messen keinen zusätzlichen Stress: Wenn die Lieblingshose spannt, sollten Sie aktiv werden. Wenn sie wieder locker sitzt, war das Bauch-weg-Programm ein Erfolg. An der Waage muss man das nicht unbedingt sehen.

So kann es passieren, dass Sie nach vier Wochen Training mit gesunder, leichter Ernährung kaum ein Gramm weniger wiegen als zuvor. Und doch ist Ihre Figur viel besser geworden: Sie haben Fettgewebe ab- und Muskelgewebe aufgebaut. Ihre Silhouette ist schlanker, Sie fühlen sich sportlicher und beweglicher. Vergessen Sie also die Waage. Vertrauen Sie lieber dem Spiegel.

Nicht zu oft wiegen! Es ist vollkommen ausreichend, sich alle zwei Wochen zu wiegen. Die Waage registriert auch kleine Schwankungen, die von den Mahlzeiten herrühren oder hormonell bedingt sind. Bei Frauen sind diese Schwankungen im Laufe des Zyklus ganz normal. Herkömmliche Waagen sagen zudem nichts über das Verhältnis von Fett und Muskulatur aus. Also wiegen Sie sich heute und dann frühestens in zwei Wochen wieder. Wenn Sie abnehmen, werden Sie das schon merken!

Erst die Form, dann das Gewicht

Wer sagt eigentlich, dass Sie zu dick sind? Auch Dünne können einen Bauch haben! Wer nur am

Computer sitzt, trainiert lediglich seine Fingerfertigkeit und kann mager und krumm wie eine Harke sein. Selbst die dünnsten Models, die ins Hohlkreuz geworfen über den Laufsteg stolzieren, zeigen oft einen Bauchansatz. Das muss gar kein Fett sein, sondern kann einfach von der schlechten Haltung und der schlappen Muskulatur kommen. Und sehen diese Models gesund und fit aus? Eher nicht. Das Gewicht ist also ein dürftiges Kriterium. Unser Ziel ist es, fit zu werden – die Form kommt damit (fast) von allein.

Welcher Bauchtyp bin ich?

Nun geht es ins Detail. Auf den nächsten Seiten finden Sie den großen Bauchtest: zuerst für IHN und dann für SIE. Die Fragen für Männer und Frauen werden getrennt gestellt, denn die zwei Geschlechter sehen nicht nur unterschiedlich aus, sie haben auch unterschiedliche Bäuche. Frauen bekommen Kinder – und haben dadurch ein ganz anderes Verhältnis zu ihrem Bauch. Sind sie schwanger, soll und darf der Bauch sich runden. Stolz können sie auf ihre Kugel blicken, die mit der Geburt natürlich nicht blitzartig wieder verschwindet. So haben junge Mütter logischerweise ganz andere Probleme als Männer, die vielleicht jahrelang kräftig dem Bier zugesprochen haben.

Kreuzen Sie jeweils die Antwort an, die für Sie am ehesten zutrifft.

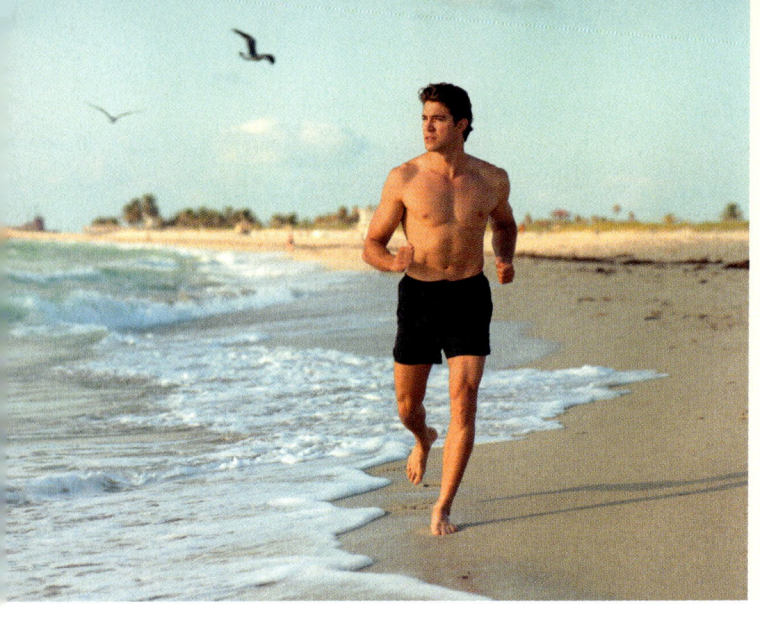

Der Test für IHN

1. Am Strand oder im Schwimmbad ...

... fühlen Sie sich pudelwohl. (H)

... können Sie wegen des eingezogenen Bauches
schlecht durchatmen. (K)

... waren Sie seit Jahren nicht mehr. (T)

2. Wenn Sie auf dem Rücken liegen ...

... ragt der Bauch immer noch nach oben. (T)

... ist der Bauch flach. (K)

... entsteht eine Kuhle. (H)

3. Ihr BMI (Body-Mass-Index) ist ...

... unter 20. (H)

... zwischen 20 und 25. (K)

... größer als 25. (T)

4. Neben dem Bauch stören Sie ...

... Rettungsringe. (K)

... Rettungsringe, Busenansatz, Doppelkinn. (T)

... Was sind Rettungsringe? (H)

5. Das Essen ist fertig, doch die Getränke stehen im Keller.
   Was tun Sie?
   → Sie bitten jemanden, doch mal eben zu gehen. (T)
   → Sie gehen nach einigem Murren selbst. (K)
   → Wo ist das Problem? Das ist doch kein Weg. (H)

6. Sie teilen Taillen- durch Hüftumfang und erreichen einen Wert ...
   ... kleiner als 1. (H)
   ... etwa 1. (K)
   ... größer als 1. (T)

7. Wenn die Stimmung romantisch wird ...
   ... ziehen Sie sich genüsslich vor Ihrer Partnerin/Ihrem
       Partner aus. (H)
   ... löschen Sie das Licht. (T)
   ... drehen Sie den Dimmer klein. (K)

8. Wenn Sie vor dem Fernseher sitzen ...
   ... gibt es reichlich Bier und Chips. (T)
   ... trinken Sie ein Glas Bier oder Wein. (K)
   ... essen Sie etwas Obst oder trinken Mineralwasser. (H)

9. Nach einem üppigen Essen ...
   ... machen Sie maximal den obersten Hosenknopf auf. (H)
   ... schieben Sie den Gürtel weiter nach unten. (K)
   ... passiert gar nichts, da Sie seit Jahren Hosenträger
       benutzen. (T)

10. Wenn Sie unterwegs sind und Hunger haben ...
    ... halten Sie am nächsten Imbiss und bestellen
        Currywurst mit Pommes. (T)
    ... versuchen Sie irgendwo ein Sandwich zu bekommen. (K)
    ... fahren Sie einfach weiter: Hunger kommt, Hunger geht! (H)

11. Was essen Sie am liebsten?
    → Schweinshaxen mit Kraut und Knödeln. (T)
    → Schnitzel mit Pommes und Gemüse. (K)
    → einen frischen Salat mit Joghurtdressing. (H)

12. Obst und frisches Gemüse oder Salat essen Sie …
    … drei- bis fünfmal täglich. (H)
    … ein- bis zweimal täglich. (K)
    … so gut wie nie. (T)

13. Wenn Sie einen Kater haben …
    … trinken Sie mindestens einen Tag lang gar keinen Alkohol? (K)
    … kurieren Sie ihn mit einem Schluck Wodka und zwei Bier. (T)
    … Was ist ein Kater? (H)

Zusatzfragen

1. Wie lange sitzen Sie täglich?
    → Bis zu fünf Stunden. (a)
    → Fünf bis zehn Stunden. (v)
    → Eigentlich wechseln Sie nur die Sitzgelegenheiten. (x)

2. Wie oft treiben Sie Sport?
    → Beinahe täglich. (a)
    → Ein- bis zweimal die Woche. (v)
    → Sie halten es mit Churchill: No sports! (x)

3. Rückenschmerzen …
    … kennen Sie überhaupt nicht. (a)
    … stören ab und zu. (v)
    … diktieren Ihr Leben. (x)

Auswertung

Zählen Sie zusammen, wie oft Sie die Buchstaben K, T und H gewählt haben. Ihre Auswertung finden Sie unter dem entsprechenden Buchstaben. Wenn Sie keine eindeutige Präferenz feststellen können, lesen Sie die beiden entsprechenden oder alle drei Antworten.

Überwiegend H
Hypochonder oder
Haltungsschwächling?

Ihre Ernährungsgewohnheiten sind vorbildlich und fast zu asketisch, um wahr zu sein. Sie sind weder zu schwer noch zu dick. Also sind Sie entweder sehr gesundheitsbewusst, oder Sie schieben einen kleinen Spitzbauch vor sich her, der von Ihrer schlechten Haltung und Bewegungsarmut herrührt. Um diese Details herauszufiltern, haben Sie die Zusatzfragen beantwortet. Ihr Ergebnis finden Sie unter dem kleinen Buchstaben. H kombiniert mit …
a) Alles in bester Ordnung: Sie haben überhaupt keinen Bauch. Allerdings sind Sie ein Hypochonder und sorgen sich intensiv um Ihre Gesundheit. Da Sie jedoch genügend Sport treiben und keine Rückenschmerzen kennen, gibt es auch keine Probleme. Also gönnen Sie sich ruhig ab und zu mal

eine kleine Sünde – das fördert die Gelassenheit und den Spaß am Leben.
v) Sie ernähren sich vorbildlich und sind auch nicht zu dick, sondern eher zu dünn. Doch Vorsicht: Ihre Bewegungslust lässt zu wünschen übrig; wahrscheinlich steht es weder um Ihre Kraft noch um Ihre Kondition zum Besten. Vielleicht ist der Mangel an Bewegung auch durch Ihren Beruf bedingt: Sind Sie Fernfahrer oder Finanzbeamter? Versuchen Sie zum Ausgleich mehr Sport in Ihren Alltag einzubauen. Das sollte Ausdauersport sein, der einerseits Herz- und Kreislauf trainiert, andererseits für eine straffe Muskulatur sorgt: Walken oder Joggen ist gut, Schwimmen ideal. Achten Sie auf Ihren Rücken und machen Sie regelmäßig die zehn Übungen aus unserem Kraftprogramm (ab S. 81). Diese werden Ihre Haltung verbessern, zudem stabilisieren sie die Körpermitte und beugen damit schmerzhaften Rückenproblemen vor.
x) Achtung: Sie sind nicht zu dick, aber ein so genannter Haltungsschwächling. Ständig leiden Sie unter Rückenschmerzen, die sehr wahrscheinlich von Ihrem Bewegungsmangel herrühren. Sie treiben zu wenig Sport und stehen zu selten von Ihrem Stuhl auf. Sie müssen ganz gezielt etwas für

sich tun! Vielleicht sind Sie schon in Behandlung wegen Ihrer Wirbelsäule? Machen Sie Krankengymnastik und bauen Sie dann systematisch Ihre Muskulatur auf. Beginnen Sie noch heute mit unseren rückenschonenden Übungen. Zum Thema Ernährung: Sie ist fast zu asketisch, um Ihnen Power zu geben. Gönnen Sie sich ruhig ab und zu auch mal eine kräftige Mahlzeit! Keine Bange: Mit dem Training kommt der Appetit von ganz allein.

Überwiegend K
Der Gürtelbauch oder: die Kugel

Sie haben schon einmal etwas von gesunder Ernährung gehört und bemühen sich, zumindest ab und zu etwas Gesundes zu essen. Doch Sie schlagen öfter über die Stränge, essen Schweinebraten oder Fast Food und trinken auch mal ein Glas zu viel. Ob aus Mangel an Zeit oder ob Freunde und Geschäftskollegen Sie mitziehen: In jedem Fall schlagen die überflüssigen Kalorien ordentlich zu Bauche.

Sie wissen selbst, dass neben der Kugel auch die Rettungsringe wachsen. Noch ist Ihr Befund nicht dramatisch, Sie können noch Hosen mit Gürtel tragen, die unterhalb Ihres Bauches sitzen. Ein Gürtelbauch also, eine mitt-

lere Kugel. Doch wenn Sie jetzt keine Gegenmaßnahmen ergreifen, kann aus der Kugel leicht eine Trommel werden. Also raffen Sie sich auf: Bewegen Sie sich. Trainieren Sie mit unserem Ausdauerprogramm (ab S. 41), machen Sie die gezielten Bauchübungen (ab S. 85) und versuchen Sie, Ihre Ernährungssünden zu reduzieren: Einmal in der Woche Fast Food ist okay, einmal am Tag ist zu viel. Lesen Sie das Kapitel «Leichter essen»; darin finden Sie handfeste Tipps für die gesunde Ernährung. Ihre Startposition liegt im guten Mittelfeld. Wenn Sie jetzt aktiv werden, haben Sie sehr gute Chancen, bald wieder in Form zu kommen. Sehen Sie sich die Auswertung mit den Zusatzfragen an. K überwiegend kombiniert mit …

a) Sie haben Ihr Problem schon erkannt und bereits mit Gegenmaßnahmen begonnen, oder Sie tun es noch aus guter Gewohnheit: Ihr Sportpensum ist jedenfalls in Ordnung. Damit wird noch deutlicher, dass Sie dringend auf Ihre Ernährung achten müssen!

v) Vorsicht: Rückenschmerzen sind ein Warnsignal. Legen Sie vor allem Wert auf die gezielte Kräftigung von Bauch und Rücken. So straffen Sie Ihre Mitte und beugen schmerzhaften Problemen vor.

x) Der Rücken ist Ihre wirkliche

Problemzone. Auch die Gegenmaßnahmen sind klar: Mehr Sport! Muskeln gezielt aufbauen, Kraft und Ausdauer trainieren. Die Ernährung umstellen und abspecken – das entlastet die Gelenke und den Rücken.

Überwiegend T
Die Trommel

Sie sind ein richtiger Gemütsmensch. Bis Sie etwas wirklich stört, braucht es eine ganze Weile. So hat auch Ihr Bauch schon ganz schön viel Zeit gehabt, an Volumen zuzulegen. Er ist nun keine Kugel mehr, sondern eher schon eine Trommel. Nicht nur in Ihrer Mitte sitzt reichlich Fett, sondern auch an Armen und am Kinn, auf der Brust und im Nacken. Liegt Ihr BMI nicht nur über 25, sondern gar über 30? Dann führt kein Weg an einer vernünftigeren Lebensführung mehr vorbei.

Fett abbauen!

Stellen Sie Ihre Ernährung dauerhaft um. Mehr Kohlenhydrate, frisches Obst und Gemüse, weniger

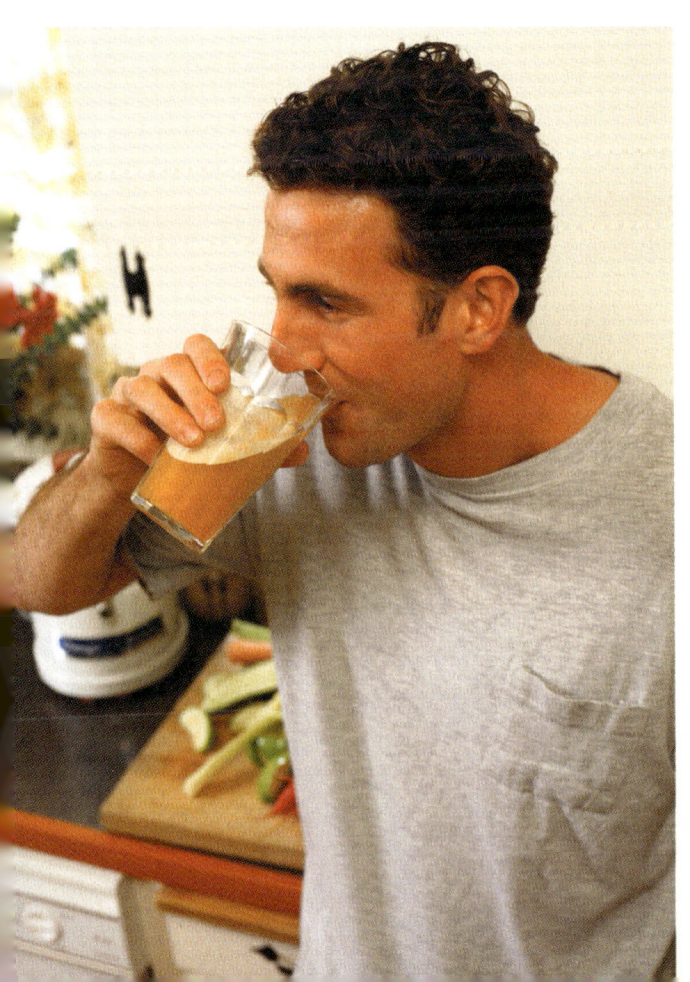

Fett und Fast Food. Wahrscheinlich müssen Sie auch mit dem Alkohol aufpassen. Er hat nicht nur sehr viele Kalorien, sondern schadet auch Ihrer Leber und bremst den Fettabbau. Lesen Sie zuallererst das Ernährungskapitel «Leichter essen». Ein Entlastungstag (s. S. 166) pro Woche bringt zusätzlich Schwung in Ihre Kurven. Vorteil Ihres Körpergewichtes: Sie werden schnell Erfolge sehen, auch auf der Waage. Wer viel wiegt, nimmt auch viel ab, sobald er anders isst und sich mehr bewegt.

Werden Sie aktiv!

Apropos Bewegung: Sport war für Sie bislang ein Fremdwort. Das sollte sich ändern. Doch beginnen Sie vorsichtig, denn bei hohem Übergewicht sind die Gelenke schon ohne große Sprünge belastet. Nehmen Sie zunächst mehr Bewegung in Ihr Tagesprogramm auf, stehen Sie, sooft es geht, von Ihrem Stuhl oder Sessel auf, machen Sie täglich einen langen Spaziergang. Gut ist auch Schwimmen, zumindest wenn Sie keine Probleme mit dem Herzen haben. Zur Sicherheit können Sie einen Check-up beim Arzt machen lassen, bevor Sie ins Wasser springen.

Haben Sie zusätzlich Rückenprobleme? Das ist nicht verwunderlich, denn ein dicker Bauch zieht nach vorne und belastet damit ebenso den Rücken. Mit unserem sanften Bewegungsprogramm wird auch der Rücken gekräftigt und stabilisiert. Bauen Sie zunächst Grundlagen auf und nehmen Sie ab, und beginnen Sie dann mit den Kraftübungen.

Sie werden etwas mehr Geduld aufbringen müssen, bis Ihr Bauch wieder schlank und rank ist. Aber das haben Sie sich sicher schon gedacht. Denn letztlich ist Ihre Trommel auch nicht von einem Tag zum anderen entstanden. Schieben Sie den Beginn Ihres Programmes keinen Tag länger auf. Denn je länger Sie warten, desto schwerer wird es. Und: Mit schmelzenden Fettpolstern wird das Leben und das Durchhalten immer leichter. Ihr Rücken und Ihre Gelenke werden es Ihnen danken.

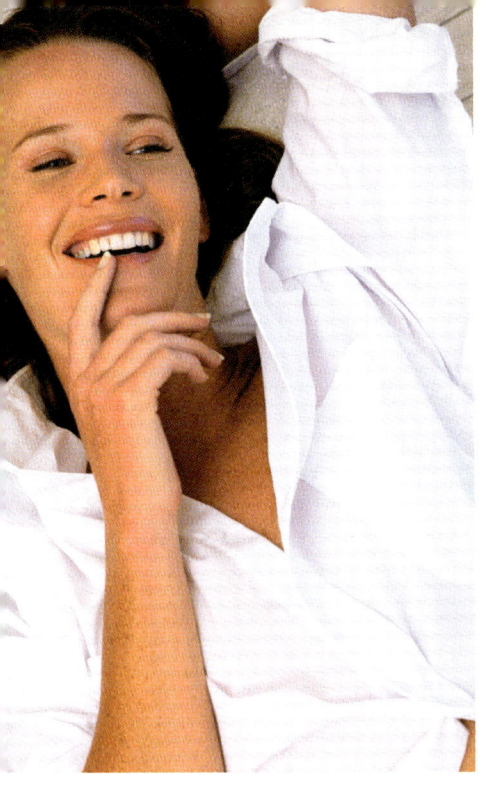

Der Test für SIE

1. Am Strand oder im Schwimmbad ...
   - ... finden Sie sich ganz okay. (H)
   - ... tragen Sie lieber einen Pareo oder ein Handtuch
     um die Hüften. (S)
   - ... waren Sie seit Jahren nicht mehr. (P)

2. Ihr BMI (Body-Mass-Index) ist ...
   - ... unter 19? (H)
   - ... zwischen 19 und 24? (S)
   - ... größer 24? (P)

3. Nach einem üppigen Essen ...
   - ... stört nichts, denn so viel essen Sie nie. (H)
   - ... machen Sie den Gürtel weiter und öffnen
     den obersten Knopf. (S)
   - ... passiert gar nichts, da Ihre Kleider üppig geschnitten sind. (P)

4. Sie teilen Taillen- durch Hüftumfang und erreichen
einen Wert ...
... kleiner als 0,85. (H)
... etwa 0,85. (S)
... größer als 0,85. (P)

5. Neben dem Bauch stören Sie ...
... Ihr Hohlkreuz, (H)
... Polster auf den Hüften und an den Oberschenkeln, (S)
... Doppelkinn, dicke Hüften, dicke Oberschenkel und
Oberarme. (P)

6. Wenn Sie sich eines der Speckröllchen am Bauch greifen,
sind das ...
... zwei Zentimeter? (H)
... zwei bis fünf Zentimeter? (S)
... mehr als fünf Zentimeter? (P)

7. Hätten Sie die Wahl, würden Sie ...
... gar keinen Sex haben. (P)
... einen Partner nehmen, der noch dicker ist als Sie. (S)
... einen schlanken Partner mit Waschbrettbauch
bevorzugen. (H)

8. Diäten machen Sie ...
... nie oder dauernd, aber ohne anhaltenden Erfolg. (P)
... etwa einmal im Jahr. (S)
... eigentlich ständig. (H)

9. Wenn Sie in der Umkleidekabine einen Badeanzug
probieren ...
... geben Sie sofort die Idee auf, schwimmen zu gehen. (P)
... beschließen Sie, mit der nächsten Diät anzufangen. (S)
➜ Badeanzug? Ich kaufe einen Bikini. (H)

10. Wenn Sie an einem Spiegel vorbeikommen …

… finden Sie immer etwas, das Sie stört. (H)

… sind Sie unglücklich, vor allem, wenn Sie wenig anhaben. (S)

… Spiegel gibt es in meiner Wohnung schon lange nicht mehr. (P)

11. Sport ist Ihnen …

… Lebenselixier. (H)

… zuwider. (P)

… eine Pflichtübung, die ab und zu sein muss. (S)

12. Wenn Sie in der Stadt sind und Hunger bekommen …

… suchen Sie sofort einen Imbiss oder ein Burger-Restaurant. (P)

… kaufen Sie ein Vollkornbrötchen. (H)

… fahren Sie nach Hause, um sich dort etwas zuzubereiten. (S)

13. Was essen Sie am liebsten?

→ Schweinebraten mit Kraut und Knödeln. (P)

→ Putenschnitzel mit Nudeln und Salat. (S)

→ Einen frischen Salat mit Joghurtdressing. (H)

14. Obst und frisches Gemüse oder Salat essen Sie …

… drei- bis fünfmal täglich. (H)

… ein- bis zweimal täglich. (S)

… so gut wie nie. (P)

15. Wenn Sie einen Kater haben …

… trinken Sie mindestens einen Tag lang gar keinen Alkohol. (S)

… gönnen Sie sich mittags wieder ein Glas Wein oder Sekt. (P)

− Was ist ein Kater? (H)

16. Wie lange sitzen Sie täglich?

→ Bis zu fünf Stunden. (H)

→ Fünf bis zehn Stunden. (S)

→ Eigentlich wechseln Sie nur die Sitzgelegenheiten. (P)

Zusatzfragen

1. Haben Sie Kinder?

Die Rückbildungsgymnastik machten Sie ...

... regelmäßig. (a)

... nicht konsequent. (v)

– Was ist Rückbildungsgymnastik? (x)

2. Wenn Sie husten oder niesen müssen ...

... holen Sie ein Taschentuch. (a)

... verlieren Sie manchmal etwas Urin. (v)

– Ich muss hoffentlich nicht niesen! (x)

Auswertung

Zählen Sie zusammen, wie oft Sie die Buchstaben K, T und H angekreuzt haben. Ihre Auswertung finden Sie unter dem entsprechenden Buchstaben. Wenn Sie keine eindeutige Präferenz feststellen können, lesen Sie die beiden entsprechenden oder alle drei Antworten.

Überwiegend H
Hysterie oder
Haltungsschwächling?

Ihre Werte liegen alle im unteren Bereich, und im Grunde könnten Sie ganz entspannt sein. Sie sind schlank und ernähren sich fast zu asketisch. Vielleicht wissen Sie das und haben diesen Test nur gemacht, um sich das zu bestätigen. Oder Sie haben tatsächlich einen kleinen Spitzbauch, der sich zeigt, wenn Sie seitlich vor dem Spiegel stehen und ganz genau hinsehen ...

Vielleicht bilden Sie sich Ihren Bauch nur ein? Ich möchte Ihnen keine Hysterie unterstellen, doch manche, vor allem sehr junge Frauen, haben unrealistische Vorbilder. Vielleicht kontrollieren Sie Ihre Ernährung sogar zu stark.

Sind Sie fast immer auf Diät? Schauen Sie noch einmal auf Ihren BMI: Ist er unter 19? Dann haben Sie sogar Untergewicht, was ähnlich ungesund ist wie Übergewicht. Sie essen eher zu dürftig als zu üppig. Doch gerade wenn Sie viel Sport treiben, müssen Sie ausreichend Energie zur Verfügung haben, um Kondition und Kraft aufzubauen. Lesen Sie das Kapitel «Leichter essen» (S. 117), in dem Sie viel über diesen Zusammenhang erfahren. Wenn Ihr BMI im kritischen Bereich ist (weniger als 18), sollten Sie sich an eine Beratungsstelle für Ess-Störungen wenden (Adressen in Ihrer Nähe finden Sie in den Gelben Seiten unter dem Stichwort «Beratung») oder Ihren Hausarzt/Ihre Hausärztin fragen.

Haben Sie häufig Rückenschmerzen? Dann kommt Ihr vermeintliches Bäuchlein wahrscheinlich von Ihrer schwachen Muskulatur und einem Hohlkreuz. Sie sollten verstärkt an Ihrer Haltung arbeiten. Walking ist dafür besonders gut, auch Schwimmen ist ein idealer Sport bei Rückenproblemen: Ohne Belastung für die Gelenke trainieren Sie Ihre gesamte Muskulatur. Ebenso wichtig ist unser Rücken-Bauch-Workout (ab S. 85), das gezielt die Haltemuskulatur aufbaut. Der Rücken wird kräftiger, das Becken richtet sich auf, und der Bauch verschwindet damit von ganz allein. Also ran an die zehn Power-Übungen für Rücken und Bauch!

Wie steht es mit Ihrem Beckenboden? Ist diese wichtige Muskulatur zu schwach, können Sie auf Dauer Probleme mit der Blasenkontrolle bekommen. Beachten Sie dazu die Zusatzfragen: Ist Ihr H mit a kombiniert, müssen Sie sich nicht sorgen. Bei einer Kombination mit v sollten Sie vorbeugen: Beginnen Sie noch heute mit unseren Übungen und machen Sie vor allem die zwei zusätzlichen Übungen für den Beckenboden (S. 105) konsequent.

Mussten Sie zweimal x ankeuzen? Dann haben Sie eine Schwachstelle entdeckt. Mit dem Beckenboden ist es wirklich vertrackt: Dort sitzen versteckte kleine Muskeln, die schwer zu erreichen sind und zur Schwäche neigen. Vor allem nach Geburten und bei schwachem Bindegewebe lässt die Spannung nach, eine Blasenschwäche ist das deutlichste Warnsignal. Doch keine Angst: Auch diese spezielle Muskulatur kann sehr gut wieder in Form gebracht werden. Studieren Sie gründlich unser Kapitel über den Beckenboden und machen Sie konsequent die zwei Zusatzübungen.

Achten Sie in jedem Fall darauf,

ausreichend zu essen. Wenn Ihr BMI unter 19 liegt, sollten Sie sogar zunehmen. Aber machen Sie sich um Ihre Ernährung nicht allzu viel Sorgen: Mit der Bewegung kommt meist auch der Appetit.

Überwiegend S
Der schwache Bauch –
schlaff oder straff?

Die Bäuche von Frauen sind ein weites Feld: Es gibt weiche und breite, kleine, fest begrenzte Kugeln und allerlei charmante Zwischenformen, die auf viele Männer sehr erotisch wirken. Unsere französischen Nachbarn nennen sie «Coussin d'amour», Liebeskissen. Wenn das kein Kompliment ist?

Insofern könnten Sie ganz gelassen sein; Ihr kleiner Bauch muss nicht zwangsläufig stören. Wichtig ist nur, dass er gut in Form kommt und keine Chance erhält, der Schwerkraft zu folgen. Straff soll er sein, nicht schlaff. Mit unseren zehn Power-Übungen kommt Ihre Mitte rasch wieder ins Lot.

Über Ernährung wissen Sie gut Bescheid, und Sie versuchen, sich an die Empfehlungen zu halten. Auch dass Bewegung für eine schlanke Linie unabdingbar ist, ist Ihnen nicht neu. Doch Konsequenz ist nicht Ihre Stärke. Mal

sind es die Kinder, die Sie beanspruchen, mal Ihr unsportlicher Mann, der die gemütliche Gesellschaft schätzt, mal ist es Ihre eigene Bequemlichkeit – immer kommt etwas dazwischen, wenn Sie eigentlich Sport treiben oder Diät halten wollten.

Achten Sie auf eine gesunde Ernährung

Sie wollen Familienfeste und Urlaub genießen, ohne an Kalorien zu denken. Trinken Sie dabei auch mal ein Glas zu viel? Sie wissen sicherlich, dass Alkohol nicht nur eine Kalorienbombe ist, sondern auch den Fettabbau behindert. Fallen Sie gerne mal in ein Hamburger-Restaurant ein, oder pflegen Sie einen opulenten Kaffeeklatsch mit Freundinnen? Vielleicht sind Sie auch eine gute Köchin und können einfach nichts umkommen lassen? Wie dem auch sei – immer wieder werden Sie schwach und essen mehr, als Ihnen gut tut. Und so sind Sie eben etwas aus der Form geraten.

Versuchen Sie, Ihren Appetit konsequent auf nährstoffreiche, frische Speisen umzulenken, und essen Sie regelmäßig dreimal täglich. Warten Sie mit dem Essen nicht, bis Ihnen vor Hunger fast schlecht wird, denn das führt nur zu Heißhungerattacken. Viele

Tipps finden Sie in unserem Ernährungskapitel «Leichter essen» (S. 117).

Haben Sie eigentlich Rückenschmerzen? Die rühren meistens von einer Haltungsschwäche her, von zu viel Sitzen und zu wenig Ausgleich durch Sport und Entspannung. Wenn Sie nichts unternehmen, verschlechtert sich die Haltung weiter, stärkere Rückenschmerzen sind die Folge, und der Bauch wölbt sich noch deutlicher nach vorne. Also ran an die zehn Power-Übungen für Rücken und Bauch (S. 85)!

Und wie steht es mit dem Beckenboden? Dazu haben Sie die Zusatzfragen beantwortet. S kombiniert mit ...

v: Vorsicht! Ist die Muskulatur des Beckenbodens zu schwach, können Sie auf Dauer Probleme mit der Blasenkontrolle bekommen. Aber sorgen Sie sich nicht, denn Ihre Startvoraussetzungen liegen im guten Mittelfeld. Beginnen Sie noch heute mit unseren Übungen für den Beckenboden, und machen Sie vor allem konsequent die beiden zusätzlichen Übungen (S. 106).

x: Der Beckenboden: Versteckte kleine Muskeln, die schwer zu erreichen sind und nach besonderer Beanspruchung – zum Beispiel bei einer Geburt – zur Schwäche neigen. Aber auch bei schwachem Bindegewebe lässt die Spannung mit der Zeit nach, eine Blasenschwäche ist das deutlichste Warnsignal. Doch keine Angst, auch diese spezielle Muskulatur kann gut wieder in Form gebracht werden. Studieren Sie gründlich unser Kapitel über den Beckenboden (S. 105), und machen Sie regelmäßig die beiden Spezialübungen.

Überwiegend P
Der Pummelbauch

Prima, dass Sie sich entschlossen haben, konsequent etwas für sich zu tun. Sie haben sich eine Weile nicht um Ihre Figur und Ihre Gesundheit gekümmert und sind damit zu recht barocken Formen gekommen. Vielleicht waren Sie zu sehr mit anderen Dingen beschäftigt? Oder Sie haben zu lange mit den falschen Maßnahmen versucht abzunehmen, sodass Sie letztlich immer dicker geworden sind. Denn das ist das Vertrackte an strengen Diäten: Sie schaffen Frust, wenn man nicht durchhält oder das versprochene hoch gesteckte Ziel nicht erreicht. Doch mit unserem sanften Schlanker-Bauch-Programm wird sich das ungute Erlebnis nicht wiederholen: Sie können nicht scheitern, sondern nur Erfolg haben.

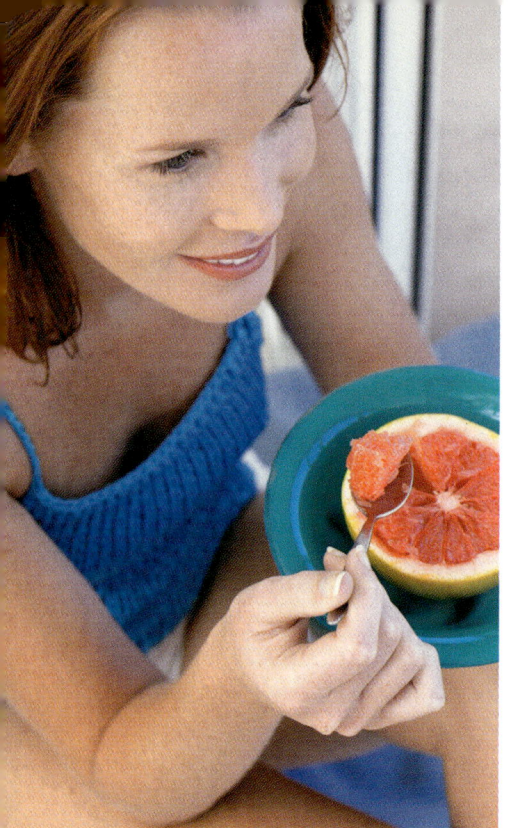

Drei Komponenten zum Erfolg

Neben der kontinuierlichen Umstellung der Ernährung ist entscheidend, sich ausreichend zu bewegen. Am besten durch ein Walking-Programm, das sanft und sicher Kondition aufbaut und die Verbrennung der Fettpölsterchen fördert. Damit verlieren Sie kontinuierlich Gewicht und gewinnen wertvolle Muskulatur dazu. Mehr Kondition und mehr Kohlenhydrate statt Fett!

Mit dem dritten Baustein unseres ganzheitlichen Programms, den gezielten Übungen für Bauch und Rücken, bringen Sie Ihre Mitte wieder in Form. Den Erfolg können Sie nicht nur im Spiegel sehen, sondern auch spüren: Sie fühlen sich wieder wohler in Ihrer Haut, kräftiger, ausgeglichener und unternehmungslustiger. Schwimmen ist langfristig ein gutes Zusatztraining: Es strafft das Bindegewebe durch die Massagewirkung des Wassers und kräftigt die Muskulatur. Gönnen Sie sich außerdem regelmäßige Streicheleinheiten, am besten mit einem Massageöl oder einer Lotion, die Ihre Haut elastisch hält.

In guter Gesellschaft

Lassen Sie sich nicht von gertenschlanken Menschen mit Modelmaßen davon abhalten, ins Wasser zu steigen oder eine andere

Sportart zu betreiben. Sie sind ganz sicher nicht der einzige Mensch mit Übergewicht im Schwimmbad.

Sie wissen, dass Ihr Pummelbauch nicht im Handumdrehen entstanden ist; also wird er auch nicht über Nacht wieder verschwinden. Doch konsequent leichte Ernährung und Aktivität bringen langfristig Erfolg. Schauen Sie noch einmal auf die Zusatzauswertung: Jedes v steht für Vorsicht, jedes x für extreme Vorsicht (Details in der Auswertung von S auf Seite 32). Wahrscheinlich müssen Sie auch auf Ihren Rücken und eine schwache Beckenbodenmuskulatur Rücksicht nehmen. Doch auch dafür haben wir besondere Übungen vorgesehen. Seien Sie zuversichtlich: Alles kommt wieder ins Lot. Doch warten Sie nicht länger, sondern beginnen Sie noch heute mit unserem Programm für den schlanken Bauch.

Ein Plan für jeden Typ

Haben Sie Ihren Bauchtyp entdeckt? Oder meinen Sie, dass Ihr spezieller Bauch in kein Schema passt? Vielleicht mögen Sie lieber die Bezeichnungen Birne oder Apfel? Auch so werden die grundsätzlichen Unterschiede zwischen Frauen und Männern gerne beschrieben.

Apfel oder Birne?

Frauen tendieren zur Birnenform, da ihre Fettpolster meist um die Hüften und auf den Oberschenkeln lagern. Nur mühsam lassen sie sich komplett abbauen. Doch kleine Pölsterchen können nicht nur charmant und erotisch aussehen, sondern sind auch natürlich, da sie – von der Evolution her – als Reserve für Schwangerschaften gedacht waren.

Bei Männern konzentriert sich das Fett vor allem am Bauch. Drei Viertel davon sitzen übrigens innerhalb der Bauchhöhle, nur ein Drittel auf der Muskelschicht. Und dieses Bauchfett ist gesundheitlich sehr viel bedenklicher als das von Frauen. Von Gicht über Gallensteine, Herz-Kreislauf-Erkrankungen und Arteriosklerose, Zuckerkrankheit und Gelenkleiden reicht die Palette der

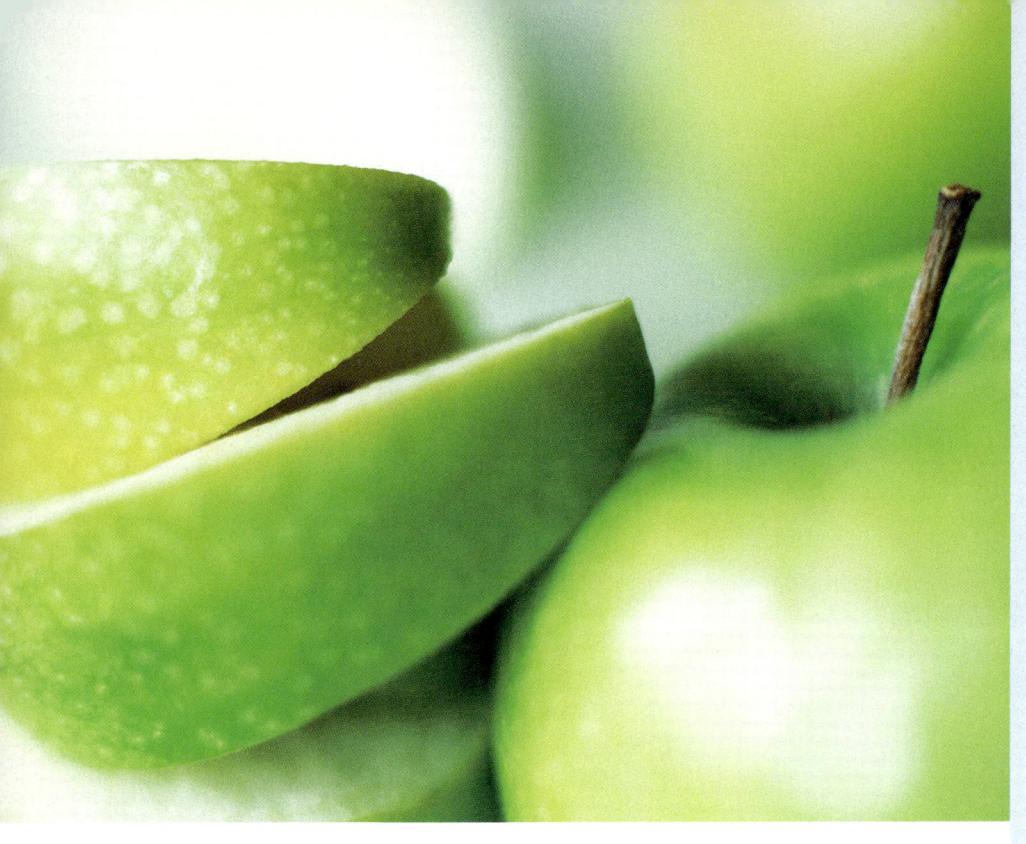

Krankheiten, die durch das Übergewicht bedingt sind. Denn biologisch gesehen ist das Bauchpolster ganz und gar überflüssig. Ein Vorteil jedoch für die Männer: Sie nehmen leichter ab. Der Körper gibt das überflüssige Fett einfacher wieder ab, als die «Schwangerschaftsreserven» der Frau schwinden wollen. Zudem fördert Testosteron, das männliche Geschlechtshormon, den Fettabbau und den Aufbau von Muskelmasse.

Der Körperbau

Bei der Beurteilung Ihrer Figur dürfen Sie auch Ihren Konstitutionstyp nicht außer Acht lassen: Aus einem rund gebauten pyknischen Typ wird kein Leptosom, der schlaksig und schmal gebaut ist. Egal, wie sehr dieser in der Mitte zulegt, er wird immer seine dünnen Arme und Beine behalten. Ein athletischer Typ bleibt breitschultrig und eher schmalhüftig, gerät aber aus der Form, wenn er lange keinen Sport treibt. Diese Grundkonstitution können Sie nicht verändern.

Doch egal, ob leptosomer, pyknischer oder athletischer Typ, Mann oder Frau, Apfel oder Birne: Zur persönlichen Bestform kann jeder wieder finden. Und trotz aller individuellen Unterschiede lassen sich – rein bauchmäßig – für Männer und Frauen drei Hauptgruppen zusammenfassen, die wir hier in der Übersicht zeigen.

Der Kugelbauch

So sieht er aus

→ Die kleine Kugel (bei ihr): Straff und rund kann sie sehr erotisch sein, vor allem, wenn die Taille schlank ist.
→ Der Pummelbauch (bei ihr): Pölsterchen allüberall
→ Der Gürtelbauch (bei ihm): Eine Kugel, rund und fest. Sitzt der Gürtel noch unterhalb des Bauches, stützt er also von unten?
→ Der Trommelbauch (bei ihm): Sitzt der Gürtel vor dem Bauch oder werden lieber Hosenträger getragen? Fortgeschrittene Variante des Gürtelbauches.

Daher kommt er

→ Zu wenig Bewegung
→ Zu viel, zu fettes und zu süßes Essen
→ Zu viel Alkohol

So geht er weg

→ Sanftes Bewegungsprogramm: langsam Kondition und Kraft aufbauen, also Ausdauer trainieren und gezielt die Muskulatur straffen
→ Ernährungsumstellung: weniger Fertiggerichte und Fast Food, weniger Fett, Zucker und Alkohol, mehr komplexe Kohlenhydrate aus Reis und Getreide, mehr Frisches und Leichtes: Obst, Gemüse, dazu fettarme Milchprodukte, fettarmes Fleisch und Fisch
→ Pro Woche einen Entlastungstag (siehe S. 166)

Der Spitzbauch

So sieht er aus

→ Kleine Wölbung bei ihm oder bei ihr, entweder hoch oder tief angesetzt, je nach Krümmung der Wirbelsäule
→ Kein Übergewicht, eher zu dünn; wenig muskulös

Daher kommt er

– Zu wenig Bewegung und Sport, dadurch eine schwache Muskulatur und eine schlechte Haltung, oft Hohlkreuzhaltung

So geht er weg

→ Mehr Kraft: Sanftes Training zum Muskelaufbau

→ Aufbau der Kondition: Ausdauertraining für mehr Energie und gute Laune

Der schlaffe Bauch

So sieht er aus
→ Schlaffe, weiche Bauchdecke mit der Tendenz, der Schwerkraft zu folgen und zu hängen, nicht zwingend Übergewicht

Daher kommt er
→ Meist als Folge einer Geburt, wenn die Rückbildungsgymnastik nicht konsequent ausgeführt wurde
→ Manchmal auch Folge von großen, zu schnellen Gewichtabnahmen, bei ihm oder ihr

So geht er weg
→ Mehr Kraft: Muskelaufbau durch gezielte Gymnastik für den Beckenboden, für Bauch und Rücken

→ Sanft Kondition aufbauen
→ Gesunde, fettarme Ernährung
→ Massagen mit Öl oder Lotion zur Unterstützung der Straffung

Das Handwerkszeug für jeden Typ finden Sie in den folgenden Kapiteln. Zunächst bauen Sie Kondition auf. Dadurch werden Sie nicht nur kräftiger und fitter, sondern bringen auch den Fettabbau in Schwung. Anschließend sind im Kapital «Kraft» die detaillierten Übungsanleitungen zusammengestellt: Vernachlässigte Muskelgruppen werden aufgebaut, verkürzte Muskeln sanft gedehnt. Danach können Sie sich erst einmal mit kleinen Massage- und Kosmetik-Streicheleinheiten verwöhnen, bevor Sie zum Schluss alles über die gesunde, vollwertige Ernährung erfahren. Viel Vergnügen!

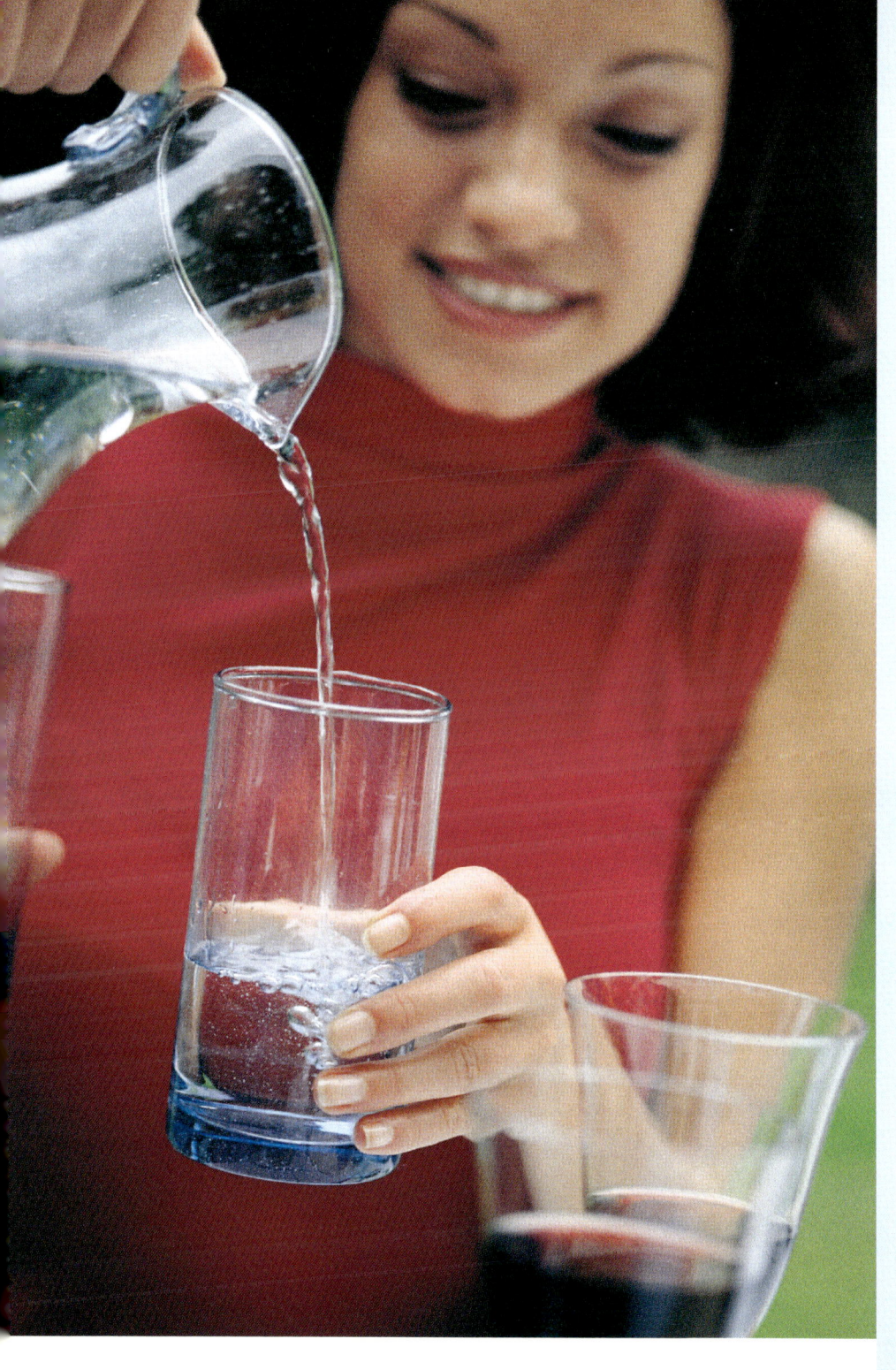

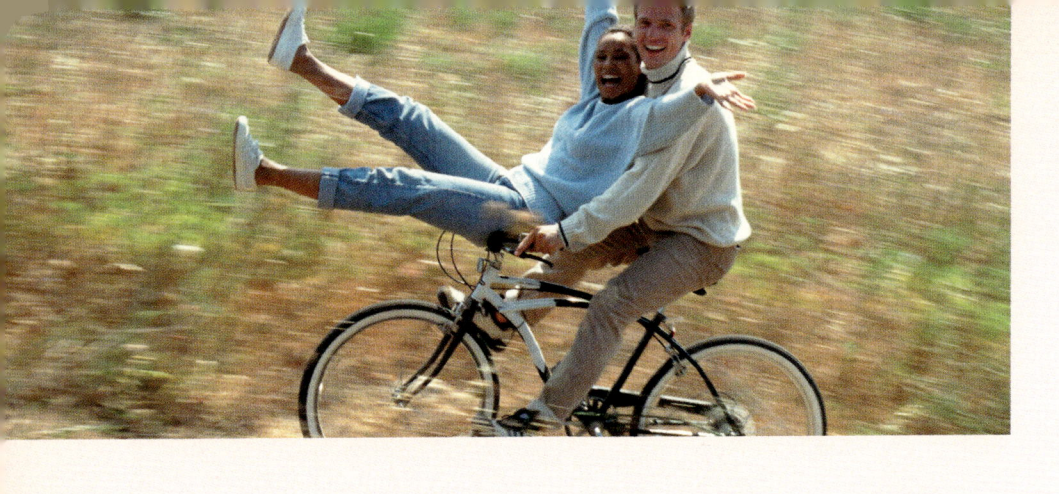

Ausdauer

Fettkiller Nummer 1

Wer sich bewegt, lässt die Pfunde schneller purzeln. Sie kurbeln Ihren Stoffwechsel an, verbrennen mehr Kalorien, bauen Fett ab und Muskeln auf. Am besten geht das Abnehmen mit einem konsequenten Ausdauertraining. Wir haben für Sie drei Programme zusammengestellt, mit denen Sie Schritt für Schritt Kondition aufbauen können.

So kommen Sie in Bewegung

Sie haben's sicherlich schon gemerkt: Mit einigen Bauchübungen in unregelmäßigen Abständen geht der Bauch nicht weg. Und jetzt kommt's noch dicker: Allein mit Bauchübungen geht der Bauch grundsätzlich nicht weg!

Immer wieder werden Trainer/innen im Fitness-Studio nach den berühmten Bauch-Beine-Po-Stunden gefragt, ob man mit diesen Übungen nun schlank würde und der Bauch verschwinden wird. Nein, lautet jedes Mal die Antwort. Denn wenn Sie zu viel Fett haben, können Sie so viel Gymnastik machen, wie Sie wollen: Das Fett bleibt, wo es ist. Im Extremfall haben Sie sich sogar ein wunderbares Waschbrett antrainiert – es sitzt nur unter den Röllchen, und keiner sieht's.

Kondition «Kondition» bezeichnet die körperliche Leistungsfähigkeit allgemein. Umgangssprachlich wird der Begriff häufig für das Durchhaltevermögen, also die Leistungsfähigkeit über die Strecke, benutzt. Sportwissenschaftlich korrekt ist dafür das Wort «Ausdauer».

Wenn Sie also zu den geschätzten 80 Prozent gehören, deren Bauch mit reichlich Fett gepolstert und umgeben ist, hilft nur eines: Abspecken. Besonders angesprochen sind hier natürlich Trommel- und Pummelbäuche. Am wirkungsvollsten ist die Kombination von Bewegung und Ernährungsumstellung. Sie führt zum Erfolg auf Dauer.

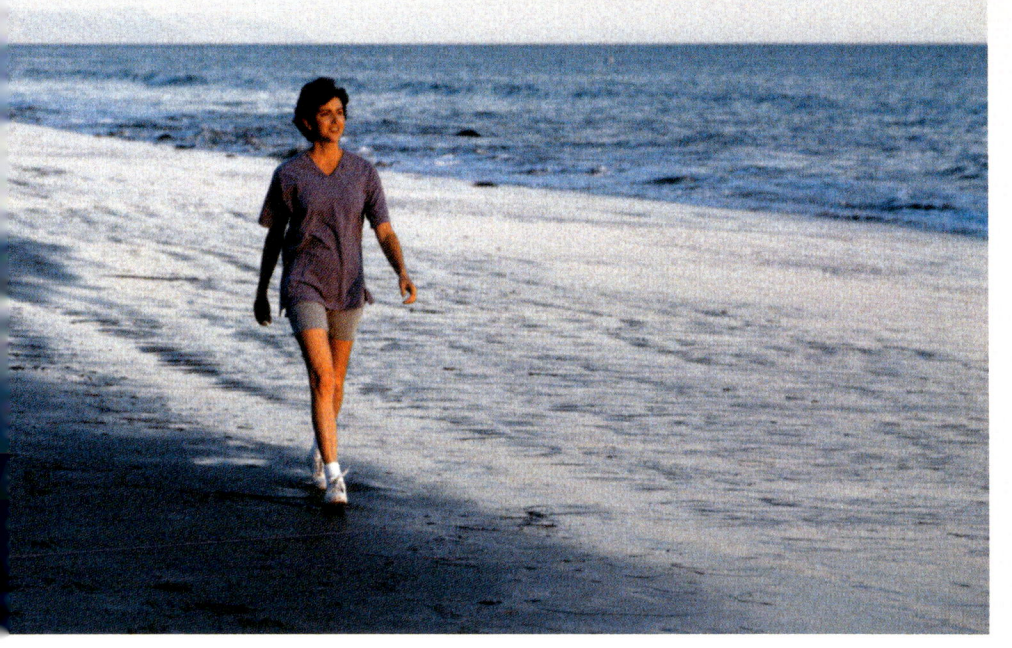

Jeder Schritt zählt

Nun die gute Nachricht: Waren sich Sportwissenschafter lange einig, dass man sich mindestens 30 Minuten am Stück bewegen muss, um die Fettreserven anzugreifen, haben sie nun entdeckt: Jeder Schritt hilft. Auch bei kürzeren Aktivitäten wird Fett verbrannt, es kommt nur auf die richtige Dosierung der Bewegung an.

Treppensteigen lohnt sich beispielsweise vor allem dann, wenn Sie die Treppen langsam und stetig (etwa eine Stufe pro Sekunde) hochgehen. Der Fettanteil bei der Verbrennung kann dann auf bis zu 80 Prozent ansteigen, wie eine Studie ergab. Die Herzfrequenz bleibt dabei mit 120 bis 130 Pulsschlägen pro Minute noch relativ gering. Laufen Sie jedoch mit hohem Tempo, also etwa zwei Stufen pro Sekunde, wird die Energie dagegen vermehrt aus Kohlenhydraten gewonnen. Dieselben Versuche wurden auch mit Radfahren, Laufen und Step-Aerobic durchgeführt. Gemeinsames Fazit: Wenig Tempo hilft viel.

Die Ergebnisse lassen sich einfach erklären: Zur Fettverbrennung braucht der Körper Sauerstoff. Kommt der Mensch «außer Puste», weil er zu schnell losgelaufen ist, steht zu wenig davon zur Verfügung. Der Fettstoffwechsel funktioniert nicht mehr, die Verbrennung stellt auf Kohlenhydrate um. Letzteres geht nur über eine kurze Strecke, da als Abbau-produkt Laktat, also Milchsäure, anfällt. Die Muskulatur übersäu-ert, und Schluss ist mit der Bewe-gung: Man muss – schwer atmend – stehen bleiben.

Trainierte Menschen können na-türlich schneller laufen, ohne au-ßer Atem zu geraten. Sie geraten nicht nur später in Sauerstoffnot, auch ihr Stoffwechsel ist geüb-ter, ihre Fettverbrennung springt leichter an und funktioniert deut-lich effektiver. «Wenig Tempo hilft viel» ist also die Formel für An-fänger/innen, die zunächst in Be-wegung kommen wollen.

Effektiv trainieren

Wird ein Motor nach langer Pause zum ersten Mal wieder angewor-fen, wird er husten und stottern. Es braucht eine Weile, bis er warm geworden ist, die Schmierung gut funktioniert und alles wieder rund läuft. Natürlich werden Sie ihn zunächst in niedrigem Dreh-zahlbereich schonen und nicht gleich voll belasten. Doch je öfter Sie ihn anwerfen, desto leichter wird er anspringen.

So können auch Sie wieder in Schwung kommen: Wenn Sie heute mit dem Ausdauertraining starten und konsequent dabei bleiben, wird der Stoffwechsel zu-verlässig angeregt. Schon nach etwa vier Wochen funktioniert auch Ihre Fettverbrennung deut-lich effektiver.

Der Start im Wohlfühltempo

Starten Sie in Ihrem persönlichen Wohlfühltempo: dem Tempo, bei dem Sie, ohne aus der Puste zu kommen, eine geraume Zeit lang unterwegs sein können.

Sie müssen also nicht joggen, um Ihren Stoffwechsel in Schwung zu bringen und damit den Fettabbau zu fördern – Walken, wie der dy-namische Spaziergang in der Fit-ness-Sprache heißt, reicht völlig aus. Vorausgesetzt, Sie trainieren häufig und lange genug.

Sicherlich ist es kein Zufall, dass Walken in Amerika entdeckt wurde, in einem Land, in dem die Motorisierung und Automatisie-rung noch weiter vorangeschrit-ten ist als bei uns. Wer sich vom Frühstückstisch ins Auto und von der Tiefgarage zum Fahrstuhl be-wegt, um mittags vom Büroses-sel aus seinen Lunch zu bestellen, muss sich nicht wundern, wenn er Pfunde ansetzt.

«Insgesamt geht jeder Amerikaner im Schnitt 2,25 Kilometer pro Woche zu Fuß – das macht 320 Meter pro Tag. Das ist einfach grotesk.»
Bill Bryson in: «Picknick mit Bären»

Mehr Bewegung im Alltag

Wir haben schlicht verlernt, uns zu bewegen. Statt am Wochenende selbst den Feudel zu schwingen, haben wir die Treppenhausreinigung abonniert, die Putzfrau kommt regelmäßig, und den Einkauf erledigen wir einmal die Woche mit dem Auto oder noch bequemer: per Bestellservice oder via Internet. Das spart zwar alles viel Zeit – aber es spart auch Kalorien.

Werden Sie aktiv! Auch Alltagsaktivitäten wie Einkaufen und Staubsaugen können reichlich Kalorien verbrennen. Je nach Körpergewicht (65/85 Kilo) verbrennen Sie zum Beispiel in einer Stunde durch

→ Holzhacken	412/538 kcal
→ Tanzen	378/494 kcal
→ Staubsaugen	242/318 kcal
→ Einkaufen	234/306 kcal
→ Tapezieren	188/244 kcal
→ Kochen	179/235 kcal
→ Lesen	77/101 kcal
→ Fernsehen	57/67 kcal

Überlegen Sie mal, was Sie alles selbst erledigt haben, als Sie noch in Form waren. Ich kann mich sehr gut erinnern, dass ich während des Studiums immer mit dem Rad fuhr, nicht nur im Sommer und bei schönem Wetter, sondern auch bei Regen und Sturm. Geputzt oder renoviert habe ich selbstverständlich eigenhändig. Einen Fernseher hatte ich nicht, geschweige denn einen mit 25 Programmen und Fernbedienung. Eine kleine Radtour ins Kino und anschließend wieder zurück – und das Weingummi setzte garantiert nicht an.

Mit dem Alter kann man sich nicht herausreden; wer weniger aktiv ist, sollte einfach entsprechend weniger essen. Doch meist ist das Gegenteil der Fall: Wir essen üppiger und regelmäßiger. Zum guten Essen servieren wir Wein oder Bier, und danach gönnen wir uns einen Grappa oder Weinbrand.

Muskeln verbrennen Fett

Wer nicht aktiv ist, verliert pro Jahr etwa ein halbes Pfund an Muskelgewebe. Die Folge: Der Stoffwechsel wird langsamer, und selbst bei gleich bleibender Kalorienzufuhr wachsen die Fettpolster. Unsere Muskulatur ist nämlich ein guter Verbrenner: Aktive Muskeln verbrennen (Fett-)Kalorien, träges Fettgewebe speichert Kalorien. So ist der sinkende Grundumsatz hausgemacht.

Die gute Nachricht ist: Dieser Prozess lässt sich nicht nur stoppen, sondern sogar umkehren. Sehen Sie sich unseren Außenminister Joschka Fischer an. Vielleicht erinnern Sie sich noch an die Bilder von 1994, die ihn mit einer wahren Trommel auf dem Fußballplatz zeigen? Zwei Jahre später begann er zu joggen und seine Ernährung umzustellen. 1998 lief er den Hamburger Marathon mit, schlank, drahtig und – mit flachem Bauch. Seine Figur hat er gehalten, weil er beim Sport und der gesunden Ernährung geblieben ist. Selbst im harten Wahlkampf 2002 fand er noch Zeit, einige Male die Woche loszulaufen. Seine gute Kondition lässt ihn zudem den enormen Reise- und Regierungsstress besser bewältigen.

Keine Frage des Alters

Es ist nie zu spät, mit dem Training zu beginnen. Auch alte Menschen können jederzeit ihre Kondition verbessern. Ein Krafttraining im Fitness-Studio schlägt gut an und strafft die Muskulatur. Auch die Ausdauer ist bestens trainierbar: Das belegt eine Studie mit 70-Jährigen, die nie in ihrem Leben Sport getrieben hatten. Viermal die Woche wurden sie 20 bis 30 Minuten zum Ausdauertraining gebeten: Drei Monate später hatten sich alle entscheidenden organischen Werte erheblich gebessert. Fazit: Regelmäßige Bewegung verbrennt nicht nur Kalorien und baut stoffwechselaktive Muskelmasse auf, sie ist auch sehr gesund.

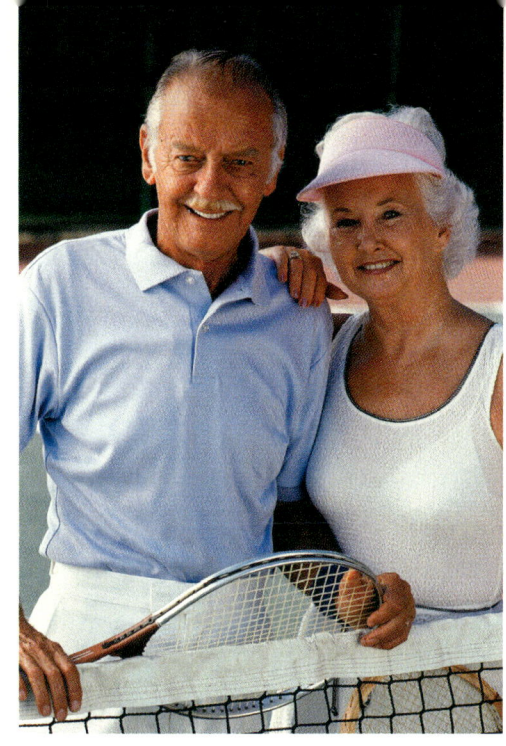

Die positiven Wirkungen eines Ausdauertrainings

→ Herz und Kreislauf werden leistungsfähiger.

→ Der Ruhepuls sinkt.

→ Der Blutdruck sinkt.

→ Die Blutgefäße bleiben geschmeidig.

→ Herzinfarkten wird vorgebeugt.

→ Das Lungenvolumen vergrößert sich.

→ Die Immunabwehr funktioniert besser.

→ Sie werden leistungsfähiger.

→ Die Energiereserven werden größer.

→ Stress macht Ihnen weniger aus.

→ Sie fühlen sich frischer und dynamischer.

→ Die Produktion von Wohlfühlhormonen wird angekurbelt.

→ Der Schlaf wird tiefer und besser.

→ Die Haut wird besser durchblutet und das Gewebe straffer.

→ Der Stoffwechsel wird angeregt.

→ Die Zahl fettverbrennender Enzyme wächst.

→ Die Verdauung kommt in Schwung.

→ Der Appetit wird reguliert.

→ Die Lust auf Liebe wächst.

47

Diese Aufstellung ist noch keineswegs vollständig, jede Sportlerin und jeder Sportler könnte Ihnen sicherlich einen weiteren persönlichen Pluspunkt nennen. Doch vielleicht finden Sie hier einen Grund, der Sie zusätzlich motiviert. Schließlich ist die Motivation das A und O jedes Trainings. Sie müssen Lust haben, etwas für sich zu tun. Nur dann werden Sie sich wohl und gut dabei fühlen.

Training statt Viagra
Nach einer Studie der Universität Kalifornien steigert viermaliges, gemäßigtes Training pro Woche die sexuelle Aktivität um ein Drittel.

Das ideale Trainingsprogramm für jeden Typ

Nicht jede Sportart ist für jeden gleich gut geeignet. Die einen hassen Laufen, verausgaben sich aber gerne bei einem Mannschaftsspiel. Andere bekommen Pickel, wenn Sie nur eine Turnhalle sehen, und trainieren am liebsten konzentriert für sich selbst. Die Dritten bewegen sich gerne, haben aber wenig Zeit, müssen also ihr Training geschickt in den Alltag einbauen.

Für Ihren Start ins aktive Leben habe ich drei Programme zur Auswahl zusammengestellt. Programm 1 integriert sanftes Walking in den Alltag, Programm 2 sorgt mit intensivem Walking für die Ausdauer, und Programm 3 zeigt, wie man «laufend» zur Kondition kommt. Probieren Sie aus, welches Programm Ihnen am meisten zusagt, und bleiben Sie konsequent dabei. Nur so werden Sie langfristig Erfolg haben. Schwierig ist meist nur der Beginn; wenn Sie erst einmal Ihren Rhythmus gefunden haben, wollen Sie das Training bald nicht mehr missen.

Checkliste Ausdauertraining
→ Durch die Bewegung werden mehr Kalorien verbrannt.
→ Auch nach dem Training läuft der Stoffwechsel noch eine Weile auf Hochtouren weiter.
→ Die Muskulatur wird gestrafft.
→ Die Haltung verbessert sich.
→ Der Fettstoffwechsel kommt in Fahrt: Schon nach vier Wochen verbrennen Sie bei jeder Bewegung mehr Fett als vorher.
→ Der Appetit wird reguliert: Sie spüren, was gesund ist und wenig belastet.

Programm 1:
Neuer Schwung für Sportmuffel

Dieses Einsteigerprogramm ist ideal für Trommel- und Pummelbäuche – für Leute, die lange nichts für sich getan haben, und für Menschen in Zeitnot, die die Bewegung in ihren Alltag integrieren müssen.

Erste Woche

Jeder Schritt ist ein Gewinn

Der erste Schritt unseres Bewegungsprogramms ist kinderleicht: Sie nehmen sich ab heute vor, möglichst viele Schritte selbst zu gehen. Sei es, dass Sie das vergessene Salz fürs Frühstücksei aus der Küche holen, obwohl Sie sich schon gemütlich hingesetzt haben, sei es, dass Sie für ein fehlendes Getränk eben noch mal zum Geschäft laufen. Wenn Sie einen Partner/eine Partnerin haben, streichen Sie den Satz «Liebling, könntest du mal bitte, wo du gerade stehst …» aus Ihrem Repertoire. Sehen Sie jeden zusätzlichen Schritt als Gewinn!

Wenn Sie von Ihrem Stuhl aufste-

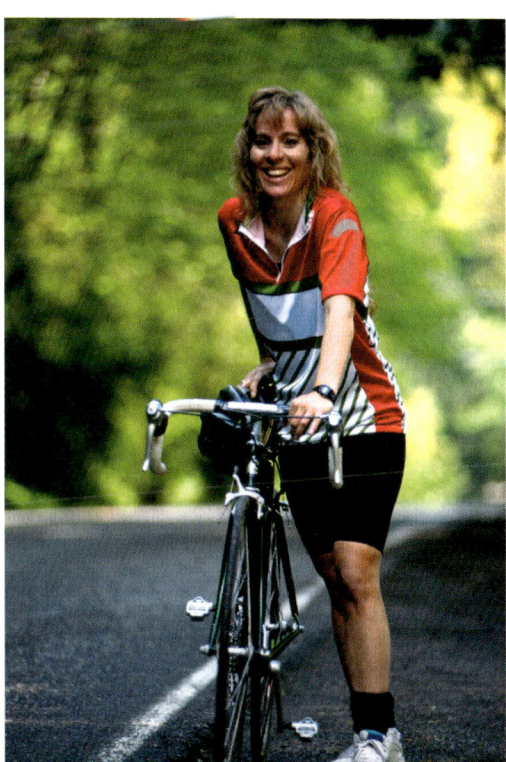

49

hen, machen Sie das ab heute so: Richten Sie zunächst den Oberkörper auf und kippen Sie ihn nach vorn; das Gewicht auf die Beine verlagern und mit den Händen leicht auf den Oberschenkeln abstützen. Das schont den Rücken und trainiert die Beine. Beim Hinsetzen lassen Sie sich nicht in den Stuhl oder Sessel fallen, sondern setzen sich aktiv hin: Oberkörper nach vorne, abstützen, langsam hinsetzen.

Fahrstühle und Rolltreppen sind tabu, Sie nehmen ab sofort die Treppe. Gehen Sie dabei so langsam, dass Sie nicht aus der Puste kommen. Wenn Sie keine Luft mehr bekommen und stehen bleiben müssen, waren Sie zu schnell. Nehmen Sie die Stufen gemächlich, aber kontinuierlich, und atmen Sie dabei tief und gleichmäßig.

Nutzen Sie Ihre Wege

Wenn Sie mit der U-Bahn oder dem Bus zur Arbeit fahren, steigen Sie eine Haltestelle früher aus. Auf dem Nachhauseweg machen Sie es genauso. Fahren Sie mit dem Auto, parken Sie einige Straßen weiter weg und gehen den Rest zu Fuß.

Auch am Abend müssen Sie sicherlich nicht direkt vor der Haustür parken: So haben Sie für den nächsten Morgen einen Spaziergang gewonnen. Ein kleiner Walk zwischen Arbeit und Zuhause wird Ihnen doppelt nutzen: Die sanfte Bewegung lässt die Pfunde schmelzen und die Gedanken zur Ruhe kommen. Sie finden Abstand vom Job und sind frisch für den Feierabend.

Überlegen Sie, welche Wege Sie komplett zu Fuß zurücklegen können. Eignet sich der Einkauf für einen Fußweg oder können Sie die Kinder in den Kindergarten bringen? Ist nicht die Abendschule mit dem Spanischkurs nur zwei Kilometer entfernt? Und lohnt es sich wirklich, für den kurzen Weg zum Bistro das Auto zu nehmen?

Um Spaß an der neuen Art der Fortbewegung zu finden, brauchen Sie bequeme Schuhe. Sie sollen die Füße gut stützen und den Tritt auf dem harten Pflaster abfedern. Je schwerer Sie sind, desto wichtiger ist diese sportliche Basis.

Inzwischen gibt es eine breite Auswahl an schicken Modellen. Für Männer zum Beispiel getarnte Budapester: Außen ganz klassischer Business-Schuh, innen Sportschuh mit Gel- oder Luftfederung und tollem Fußbett. Für Frauen: Die neuesten Sneakers, auch zum Kostüm oder Hosenanzug. Mein Tipp: Nehmen Sie die hohen Hacken für das Meeting

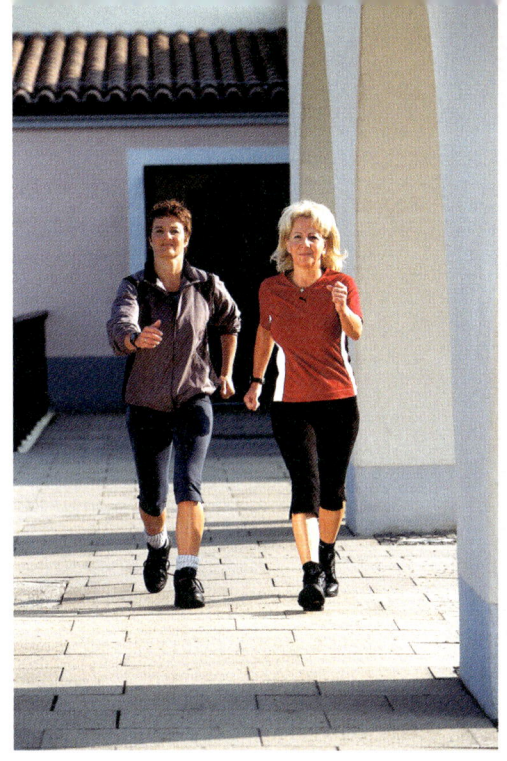

mit den Geschäftskunden im Stoffbeutel mit, oder parken Sie ein Paar passende Pumps auf Dauer im Büro.

Neben guten Schuhen ist ein Rucksack oder eine diagonal zu tragende «Bodybag» nach Art der Fahrradkuriere praktisch: Damit können Sie Papiere und Einkäufe transportieren, ohne den Rücken zu überlasten. Selbst ins Büro können Sie damit gehen. Wenn es in Ihrer Firma noch nicht üblich sein sollte: Setzen Sie den Trend! Das Tolle an dieser Alltagsbewegung: Sie kostet kaum zusätzliche Zeit. Wenn Sie zusammenrechnen, wie viele Minuten Sie mit dem Auto im Stau stecken oder einen Parkplatz suchen, können Sie oft genauso gut zu Fuß gehen. Für den Energieumsatz und damit die Figur ist die tägliche Bewegung von entscheidender Bedeutung: Jeden Tag ausreichend aktiv zu sein ist besser, als sich zweimal die Woche eine Stunde lang beim Sport zu verausgaben.

Zweite Woche

In der ersten Woche haben wir experimentiert, nun werden wir konsequenter. Das Ziel in der zweiten Woche: Jeden Tag mindestens eine halbe Stunde flott zu Fuß gehen!

Probieren Sie es doch schon heute einmal aus: Gehen Sie in bequemer Kleidung und passenden Schuhen aus dem Haus und walken Sie eine Viertelstunde in eine Richtung, dann gehen Sie im selben Tempo zurück. Versuchen Sie dabei zu wachsen, «groß zu werden» und den Kopf nicht hängen zu lassen. Die Bewegungsidee dahinter: Die Aufrichtung geht vom Brustbein aus, die Schultern bleiben tief. Also: Aufrecht und locker gehen, die Arme schwingen entspannt mit.

Die Belastung war genau richtig, wenn Sie sich etwas angestrengt, aber nicht völlig erschöpft fühlen.

Tipp für junge Eltern

Werden Sie mobil: Ideal für einen sportlichen Ausflug sind die dreirädrigen Jogging-Kinderwagen. Für die Kleinsten gibt es Babytaschen zum Aufmontieren, später sitzen sie sicher angegurtet im Buggy.

Stellen Sie eine Liste Ihrer Wege zusammen. Ist Ihr Arbeitsweg definitiv zu lang zum Gehen, entwickeln Sie ein Walk & Ride-System: Sie walken zu einer Station Richtung Büro und nehmen von dort den Bus oder die U-Bahn.

Bewegung im Büro

Stehen Sie bei der Arbeit so oft wie möglich von Ihrem Schreibtischstuhl auf. Telefonieren Sie im Stehen, verlegen Sie kleine Besprechungen an Stehtische. Machen Sie aktive Pausen: Gehen Sie ein paar Schritte umher, und atmen Sie tief ein und aus. Arme und Beine zwischendurch locker ausschütteln. Überprüfen Sie die Notwendigkeit der E-Mail: Es fördert den Kontakt mit den Kolleginnen und Kollegen, wenn man sich ab und zu einmal sieht. Vielleicht können Sie eine Nachricht auch eben zu Fuß überbringen. Nutzen Sie die Mittagspause für einen Spaziergang.

Stehpult

Nicht nur für Politiker sind Stehpulte hilfreich. Die neuen Modelle lassen sich hydraulisch unterschiedlichen Körpergrößen anpassen. Vielleicht können Sie sich mit den Kolleginnen und Kollegen eins teilen?

Radfahren

Haben Sie ein Fahrrad? Jetzt ist die beste Zeit, es wieder auf Touren zu bringen und loszuradeln. Radfahren ist auch eine tolle Alternative für alle, die Probleme mit den Hüft- oder Kniegelenken oder starkes Übergewicht haben. Das Rad trägt einen Teil des Körpergewichts und erlaubt ebenfalls ein sanftes Ausdauertraining. Fahren Sie täglich mindestens eine halbe Stunde lang. Nicht im Schneckentempo, sondern zügig und in einem möglichst kleinen Gang (viele Umdrehungen, wenig Widerstand). Aber nur so schnell, dass Sie nicht aus der Puste kommen. Sollten Sie einen Hometrainer haben und lieber in den eigenen vier Wänden starten: Benutzen Sie ihn regelmäßig!

Radfahren ist auch eine sportliche Möglichkeit für junge Eltern: Sobald Ihr Kind sicher sitzen kann, können Sie es im Fahrradsitz oder im Fahrradanhänger mitnehmen. Das macht den Kleinen Spaß und bringt den Großen Kondition.

Dritte Woche

Sie gehen Treppen, sooft Sie können. Kleine Besorgungen machen Sie flott zu Fuß, und Ihre täglichen Wege haben Sie auf aktive Bewegung umgestellt.

Dazu kommt jeden zweiten Tag die spezielle Übungsreihe für den straffen Bauch (ab S. 87), mit Aufwärmen und anschließendem Dehnen. Natürlich sind Sie bereits auf leichte Kost umgestiegen und

trinken «light»: viel stilles Mineralwasser, Obstsaftschorlen, Früchte- und Kräutertees. Damit haben Sie schon den Grundstein für die endgültige Wende in Ihrer Figurentwicklung gelegt. Jeden Tag geht es abwärts mit den Fettpölsterchen und aufwärts mit der Kondition.

Entspannen und verwöhnen lassen

Jetzt ist es Zeit für ein Bergfest, einen faulen Bummeltag, an dem Sie sich so richtig verwöhnen lassen. Mein Vorschlag: Gönnen Sie sich einen Besuch in einer Therme oder einem Hamam, am besten mit Massage. Den Massagetermin sollten Sie vorher reservieren. Auch viele öffentliche Schwimmbäder haben heute Thermenbereiche mit Saunen und Dampfbädern.

Die Alternative für sonnige Sommertage: Einen Picknickkorb voller frischer Leckereien (Obst, rohes Gemüse mit Joghurt-Dip, Hühnchen) packen, eine Decke dazu und raus an den Badesee oder Strand. Am besten natürlich mit dem Rad.

Vierte Woche

Jeden Tag sollten Sie nun insgesamt auf rund 40 Minuten flottes

Training kommen. Sie können Ihre sportlichen Wege addicren: Morgens und abends je 20 Minuten sind ebenso in Ordnung wie 40 Minuten am Stück. Walken Sie oder fahren Sie Rad, und machen Sie einen Bummeltag pro Woche. Dazu kommen natürlich die Treppen, die aktiven Bewegungspausen und jeden zweiten Tag die Power-Übungen.

Der Gesundheit zuliebe

Eine tägliche Walking-Strecke von rund 3 Kilometern verringert das Herzinfarktrisiko um etwa 28 Prozent.

Bewegung im Freien

Wie wär's am Wochenende mit einem Ausflug – einer Wanderung, einer Rad- oder Paddeltour? Verabreden Sie sich mit Freunden, und kundschaften Sie eine schöne Route aus. Wander- und spezielle Radkarten helfen dabei. Samstag und Sonntag gibt es nach wie vor das Wochenendticket der Bahn: Mit Nahverkehrszügen können Sie zu fünft zum günstigen Preis so weit fahren, wie Sie wollen. Die Räder sind mit 3 Euro/Stück dabei (Stand März 2003).
Radeln macht Spaß und kurbelt den Stoffwechsel so richtig an.

Zur Belohnung darf es im Biergarten auch eine Radlerhalbe und eine Brezel sein. Schweinshaxen und Schnaps sind tabu, denn Sie wollen den Erfolg Ihres Bauchweg-Programms ja sicherlich nicht infrage stellen.

Weiter so!

Nach vier Wochen konsequenten Trainings hat Ihr Stoffwechsel verstanden: Es geht zügig an die Fettverbrennung, wenn Ihre Bewegung es erfordert. Sie laufen der Fitness und dem schlanken Bauch entgegen und lassen die alten Sünden hinter sich. Wenn Sie nun dranbleiben, sind Sie bald wieder, wie Sie gerne sein wollen: straff statt schlaff!

Checkliste
für Bewegungsmuffel

→ Kleine Besorgungen machen Sie flott zu Fuß.

→ Jedes Mal, wenn Sie aufstehen oder sich hinsetzen, nutzen Sie dazu bewusst Ihre Muskulatur.

→ Sie stehen so oft wie möglich auf.

→ Im Büro machen Sie aktive Bewegungspausen.

→ Rolltreppen und Fahrstühle lassen Sie links liegen.

→ Jeden Tag gehen Sie mindestens eine halbe Stunde, besser 40 Minuten in zügigem Tempo zu Fuß. Als Alternative können Sie auch 40 Minuten Rad fahren.

→ Ein Bummeltag pro Woche ist okay.

Programm 2:
Walken für ambitionierte Anfänger

Dieses Programm ist ideal für Haltungsschwächlinge mit kleinem Spitzbauch, die konsequent Kondition aufbauen wollen, und für Menschen mit einem weichen Bauch und schwachem Bindegewebe. Und auch für Pummel- und Trommelbäuche, die ihr Training intensivieren wollen.

Walken oder Joggen?

Welche Gangart wir bevorzugen, ist in erster Linie eine Frage des Temperaments und der persönlichen Vorlieben. Doch gibt es einige gewichtige Argumente, die fürs Walken sprechen: Erstens werden dabei die Gelenke weniger belastet als beim Joggen, was für Übergewichtige entscheidend ist, und zweitens schont Walken schwaches Bindegewebe. Fitness-Trainerin Jennifer Wade erklärt den negativen Effekt des Laufens anhand von Zeitlupenaufnahmen von Sprintern: «Schauen Sie sich diese Bilder an: Bei jedem Aufprall wird das Gewebe im Gesicht nach oben und unten geschleudert und dadurch deformiert.

Dasselbe geschieht, in leichterer Form, auch beim Joggen. Wer zu Besenreisern und Krampfadern neigt, generell ein schwaches Bindegewebe hat, sollte lieber walken statt joggen.»

Natürliche Fortbewegung
Auf Gehen ist der Mensch programmiert. Die täglichen Laufstrecken bei Völkern mit naturnahem Leben sind stattlich: 5 bis 8 Kilometer bei Frauen, 15 bis 20 bei Männern.

Zweiter Vorteil des Walkens: Sie können sofort anfangen und sehen schneller als beim Joggen Erfolge. Wissen Sie, wie weit Sie locker und zügig gehen können? Probieren Sie es aus: Starten Sie in bequemer Kleidung und Schuhen und gehen Sie so lange, bis Sie sich leicht ermüdet fühlen. Dann in gleichem Tempo zurückgehen. Wenn Sie rund 30 Minuten unterwegs waren, sind Sie konditionell schon relativ gut. Bei einer Stunde sind Sie sehr gut. Darauf lässt sich aufbauen! – Wie fühlen Sie sich? Angenehm erschöpft, aber nicht völlig ausgelaugt? Dann war die Trainingszeit genau richtig für Sie, und Ihrer straffen Figur und einem flachen Bauch steht nichts mehr im Weg.

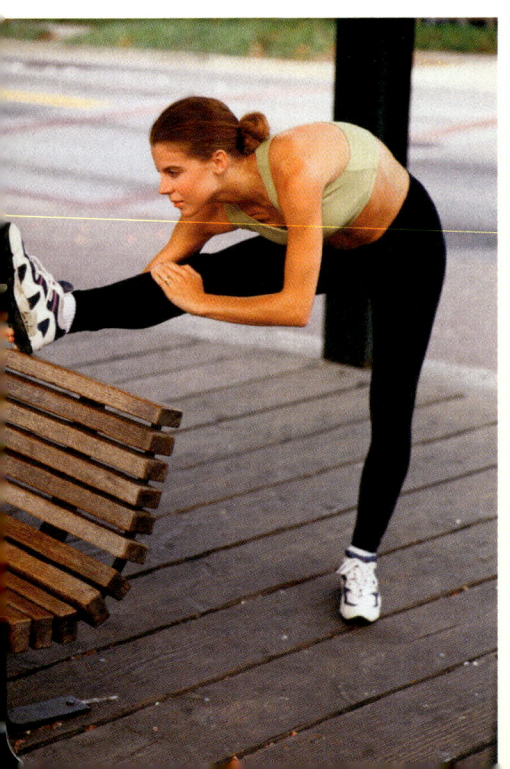

Einfache Ausrüstung

Walken ist einfach. Sie brauchen dafür weder besondere Hilfsmittel noch eine teure Ausrüstung. Das Einzige, was wirklich unentbehrlich ist, sind gute Sportschuhe. Sie können Jogging-Schuhe nehmen oder spezielle Walking-Schuhe anschaffen. Letztere sind meist einfarbig und aus robusterem Leder, sodass sie auch einen Regenschauer zuverlässig abhalten. Dafür sind sie weniger atmungsaktiv als Joggingschuhe. Entscheidend sind bei beiden Varianten die Beugungsrillen für leichteres Abrollen und die Dämpfung der Sohle. Natürlich müssen die Sportschuhe Ihren Fuß unterstützen und guten Halt geben. Detaillierte Tipps für den Schuhkauf finden Sie auf Seite 70 f.

Schuhfrage Wenn Sie sich noch nicht entschieden haben, ob Sie beim Walken bleiben wollen, sollten Sie besser Laufschuhe kaufen. Mit diesen können Sie auch walken, die Walking-Schuhe eignen sich hingegen nicht zum Joggen.

Für den Laufkomfort wichtig sind auch die Socken. Die modernen Sportsocken unterscheiden in linke und rechte Exemplare, haben extra flache Nähte und halten durch ihre Funktionsfaser den Fuß trocken. Aus ähnlichen Fasern gibt es Unterwäsche, die auch bei Nässe angenehm auf der Haut ist.

Tragen Sie zum Walken leichte, bequeme Kleidung. Bei schlechtem Wetter kommt eine atmungsaktive Weste oder eine Jacke dazu, die Ihnen Wind und Regen von der Haut hält.

Ein letzter Tipp zur Ausrüstung: Eine Kappe mit Schirm ist ungemein praktisch. Im Sommer schützt sie vor zu viel Sonne, im Winter vor Regentropfen und Schneeflocken im Gesicht. Besonders angenehm für Brillenträger.

Sicher auf die Strecke

Walken ist sicher. Sie können sich damit nicht überlasten, und die Gefahr von Verletzungen ist minimal. Ein weiterer Vorteil: Sie bewegen sich an der frischen Luft, durch den Sauerstoff tanken Sie Energie und gute Laune. Ihr Immunsystem wird gestärkt. Ideal ist Walken auch für Leute, die gerade mit dem Rauchen aufgehört haben; sie können damit ihre Lungen lüften und die Regeneration unterstützen.

Walken können Sie, wann immer

es Ihnen angenehm ist. Sind Sie Frühaufsteher, ist eine morgendliche Runde ideal, bevor Sie genüsslich frühstücken oder sich auf den Weg zur Arbeit machen. Morgenmuffel walken besser nachmittags oder am Abend, wenn ihr Kreislauf in Schwung ist. Neueste Untersuchungen zur Schlafforschung zeigen, dass Sport am Abend das Einschlafen eher fördert als behindert. Wählen Sie also unbesorgt Ihre Lieblingszeit aus.

Tempo und Technik

Der runde flüssige Bewegungsablauf macht Spaß und bringt Energie – Sie werden sich in kurzer Zeit viel lebendiger und aktiver fühlen.
Eines ist Walken aber nicht – bequemes Schlendern. Um einen positiven Effekt für Herz, Kreislauf und Fettverbrennung zu erzielen, müssen Sie ein bestimmtes Tempo erreichen, das etwas über Ihrem normalen Spaziergang-Tempo liegt. Ihr Tempo ist dann richtig, wenn Sie rundum warm werden und kräftig atmen müssen. Wenn Sie aus der Puste kommen, waren Sie zu schnell. Gehen Sie etwas langsamer, bis sich die Atmung normalisiert hat; bleiben Sie aber nicht stehen. Sie

sollten sich während des Trainings noch in kurzen Sätzen unterhalten können.
Zur richtigen Technik gehört in erster Linie die höhere Körperspannung. Sie gehen aufrecht mit der Vorstellung, möglichst groß zu werden, so, als würde Sie jemand am Scheitel nach oben zum Himmel ziehen. Die Schultern sind tief und entspannt, der Kopf ist in natürlicher Verlängerung der Wirbelsäule. (Nicht den Kopf hängen lassen! – Wenn ein Baumstamm quer über dem Weg liegt, werden Sie ihn schon rechtzeitig sehen.) Den Fuß immer mit der Ferse aufsetzen und über die gesamte Fußsohle bis zu den Zehen abrollen. Auch der Armschwung unterscheidet ein effektives Walking-Training vom Spazierengehen. Nur durch den richtigen Armschwung können Sie langfristig ein höheres Tempo erreichen. Die Armbewegung wird also umso wichtiger, je intensiver Sie trainieren wollen.
Und so geht's: Die Hände sind locker (!) zur Faust geschlossen, die Ellenbogen angewinkelt. Die Arme schwingen dynamisch mit. Der Impuls des Ellenbogens geht dabei immer nach hinten. Nach einigen Wochen können Sie die Arme bewusst und kraftvoll einsetzen, um das Tempo zu erhöhen.

Probieren Sie diese Technik doch eben mal aus: Stellen Sie sich hin, gehen Sie auf der Stelle, und üben Sie nur den Armschwung: Setzen Sie die Arme bewusst ein, ziehen Sie die Schulterblätter dabei nach hinten unten Richtung Wirbelsäule.

Erste Woche

In der ersten Woche starten Sie sachte bei mäßiger Belastung: Sie walken zweimal jeweils eine halbe Stunde. Beginnen Sie mit rund 5 Minuten in geringem Tempo, walken Sie anschließend etwa 20 Minuten in mittlerem Tempo. Während der letzten 5 Minuten drosseln Sie das Tempo wieder. Zwischen den Trainingstagen sollten jeweils zwei Tage zur Erholung liegen.

Das richtige Timing

Ein wichtiges Prinzip des Trainings ist die Zeitplanung. Jede körperliche Anstrengung setzt einen Reiz. Alle Systeme des Körpers versuchen daraufhin, sich den neuen Anforderungen anzupassen und die Leistungsfähigkeit über das ursprüngliche Niveau hinaus anzuheben. Folgt dann innerhalb weniger Tage kein neuer Reiz, geht der Trainingseffekt wieder verloren. Sie gewinnen keine Leistungsfähigkeit dazu und müssen auf dem niedrigen Ausgangslevel von neuem starten. Folgt der Reiz zu schnell, kommt der Körper mit der Anpassung nicht nach, die Leistung kann sich ebenfalls nicht verbessern. «Übertraining» nennen das die Fachleute.

Sie werden also nur kräftiger und leistungsfähiger, wenn der neue Trainingsreiz im richtigen Abstand kommt. Das bedeutet: Geben Sie Ihrem Körper Zeit, sich auf die neuen Bewegungen einzustellen. Aber bleiben Sie auch dabei, und warten Sie mit dem nächsten Training nicht länger als drei, maximal vier Tage.

Für neue Walker heißt richtiges Timing: Versuchen Sie nicht zu viel auf einmal zu erreichen. Bauen Sie langsam, aber zielstrebig Kondition auf. Das ist zudem der beste Schutz vor Verletzungen. Verlängern Sie Ihre Walking-Zeiten behutsam, und gönnen Sie sich zwischen den Trainingstagen jeweils mindestens einen Tag zur Erholung. An diesen Walking-freien Tagen können Sie Ihr Bauch-Rücken-Programm durchführen. Das belastet wiederum Muskelgrupen, die beim Walken nur minimal beansprucht werden.

Feste Zeiten Legen Sie Ihre Trainingstage fest und tragen Sie sich die Zeiten in Ihren Kalender ein. Nehmen Sie das Walking so wichtig wie ein Meeting mit Ihrem Chef.

Zweite Woche

Alles klar bei Ihnen? Kein grässlicher Muskelkater und weiter gute Laune? Prima. Dann viel Spaß in der nächsten Runde!
Trainieren Sie auch in der zweiten Woche wieder zweimal. Wenn Sie konditionell keine Probleme und keinen Muskelkater haben, können Sie zusätzlich einen dritten Tag walken. Achten Sie aber immer auf einen Erholungstag zwischen den Trainingseinheiten. Damit vermeiden Sie eine Überbeanspruchung von Muskeln und Gelenken und fördern die Anpassung.
Sollte wider Erwarten doch ein

Kater in Ihren Muskeln sitzen, lassen Sie sich nicht entmutigen. Die beste und langfristig einzig wirksame Abhilfe ist regelmäßiges Training. Bleiben Sie also dabei, doch gehen Sie noch etwas vorsichtiger ran. Der alte Spruch «Das Gleiche nochmal» ist falsch. Bei Muskelkater sollten Sie zunächst nur mit geringer Intensität trainieren, um die Muskulatur gut zu durchbluten und damit den Reparaturbetrieb zu unterstützen.

Aufwärmen

Denken Sie daran, dass Ihr Körper immer erst auf Betriebstemperatur gebracht werden muss, bevor Sie mit dem eigentlichen Training beginnen. Also beim Losgehen zunächst einige Minuten in langsamem Tempo walken, dann erst das Tempo anziehen. Zusätzlich können Sie das Aufwärmen mit einigen Stretching-Übungen unterstützen. Machen Sie dazu nach der ersten Gehphase die drei Dehnübungen für die Beine, die Sie auf den Seiten 64/65 finden. Lockern Sie zusätzlich die Schultern und kreisen Sie mit den Schultern langsam nach vorne und hinten.
Damit sind Sie optimal für die intensive Walking-Phase vorbereitet, die bei Anfängern etwa 20 Minuten dauern sollte. Ausnahme: Wer beim ersten Test bereits ohne

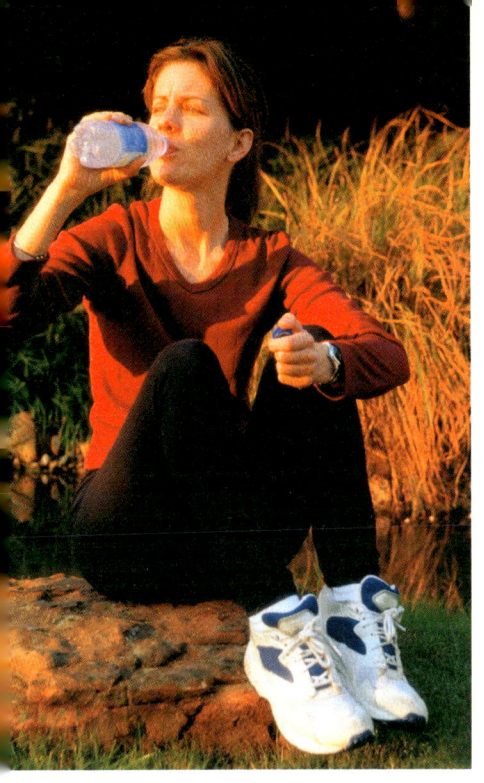

Probleme eine Stunde lang unterwegs war, kann natürlich auch direkt 30 oder 40 Minuten walken.

Ausklang

Lassen Sie Ihre Walking-Runde langsam ausklingen: Gehen Sie 5 Minuten locker, bis sich der Puls normalisiert hat. Nun machen Sie noch einmal die drei Dehnübungen für die Beine, dazu die Übung zur Dehnung des Hüftbeugers sowie die drei für den Oberkörper. Damit unterstützen Sie Ihre Erholung und die Entspannung. Danach sind Sie rundum in bester Verfassung und fit für den weiteren Tag.

Ihr Programm sieht also so aus:

→ 5 Minuten in langsamen Tempo walken
→ Drei sanfte Stretching-Übungen für die Beine
→ 20 Minuten intensives Walking
→ Wieder 5 Minuten locker gehen
→ Stretchen und entspannen

Ausreichend trinken
Nach dem Walken sollten Sie immer ausreichend trinken. Am besten stilles Mineralwasser oder eine Fruchtsaftschorle. Damit ersetzen Sie die verloren gegangene Flüssigkeit und erholen sich schneller.

Dritte Woche

Jetzt können Sie ohne Schwierigkeiten dreimal die Woche losgehen. Spüren Sie, wie Sie langsam kräftiger und dynamischer werden?

Wenn Sie sich schon fit genug fühlen, dehnen Sie die gesamte Trainingszeit auf 40 Minuten aus, wovon Sie etwa eine halbe Stunde mit kräftigem Armeinsatz walken. Achten Sie darauf, gleichmäßig und kräftig auszuatmen (das Einatmen passiert von ganz allein). So vermeiden Sie Seitenstechen und bringen den Fettabbau richtig in Schwung.

Cool-down heißt die letzte Phase des Trainings in der Fitness-Sprache. Auch dieses langsame Abkühlen ist wichtiger Bestandteil jeden Trainings, da es die Erholung einleitet und erleichtert. Sehr gut nach dem Sport: eine heiße Dusche und eine große Apfelsaftschorle.

Mehr als dreimal in der Woche sollten Sie als Anfänger/in nicht walken. Wenn Sie noch überschüssige Energie haben, können Sie Rad oder Inliner fahren, paddeln oder schwimmen gehen. Durch den Wechsel der Belastung werden Sie rundum fit.

Vierte und alle weiteren Wochen

Trainieren Sie weiter wie in der dritten Woche. Dehnen Sie die intensive Walking-Phase jedoch auf 40 Minuten aus, sodass Sie rund eine Stunde lang unterwegs sind. Das Ganze dreimal in der Woche – und die Fettzellen schmelzen wie Butter in der Sonne.

Genießen Sie das Walken! Sie haben ausreichend Zeit, die Natur zu genießen. Nehmen Sie die Landschaft bewusst wahr, achten sie auf die Farben und Stimmungen. Das fördert die Entspannung und hilft gegen Stress.

Walken für leichte Beine Walken ist ein wirkungsvolles Training für die Venen. Es fördert die Durchblutung, stärkt die Venen und beugt Krampfadern vor.

Checkliste
für ambitionierte Neulinge

→ Sie starten mit zweimal 30 Minuten pro Woche.

→ Zwischen den Trainingstagen liegt mindestens ein Erholungstag.

→ Tempo: So schnell gehen, dass Sie kräftig atmen müssen, aber nicht aus der Puste kommen.

→ Technik: Aufrechte Haltung, den ganzen Fuß aufsetzen und abrollen.

→ In der dritten Woche walken Sie dreimal 30 Minuten.

→ Ab der vierten Woche walken Sie dreimal 40 Minuten.

→ Warm-up und Cool-down nicht vergessen.

→ Nach dem Training ausreichend Wasser trinken!

Die Stretching-Übungen

Dehnübungen beugen Muskelverkürzungen und Verletzungen vor. Machen Sie die ersten drei Übungen sachte zum Aufwärmen und alle sieben Übungen mit Muße zum Abschluss des Trainings. Gehen Sie immer vorsichtig in die Dehnposition hinein und ebenso behutsam wieder heraus. Halten Sie die Dehnpositionen jeweils 20 Sekunden.

Wichtig: Die Dehnung ist dann richtig, wenn sie gut zu spüren ist, aber nicht schmerzt.

1. Wade

An einem Baum oder Zaun abstützen und ein Bein gestreckt
zurückstellen, die Ferse ist und
bleibt am Boden. Die hintere Fuß-
spitze zeigt genau nach vorne,
das vordere Bein ist gebeugt.
Dann die Hüfte langsam nach
vorne schieben, bis die Dehnung
gut spürbar ist. Seiten wechseln.

2. Vorderer Oberschenkel

Stehen Sie seitlich neben einem
Baum oder Zaun und stützen Sie
sich ab. Stehen Sie auf einem
Bein und umfassen Sie das Fuß-
gelenk des anderen Beines. Ziehen Sie den Fuß sanft Richtung
Po, ohne dabei ein Hohlkreuz zu
machen. Seiten wechseln.

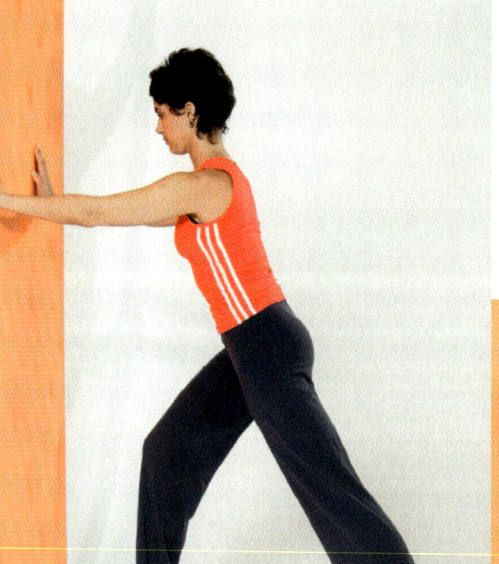

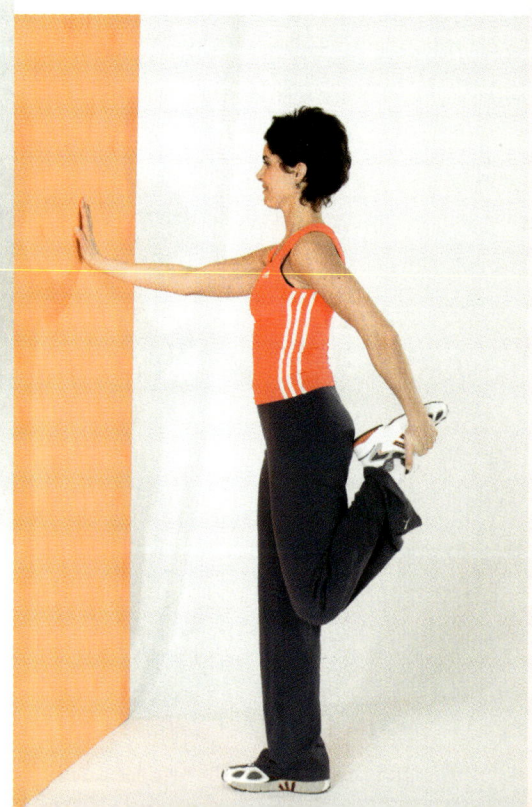

3. Beinrückseite

Hüftbreiter Stand, ein Bein mit angezogenem Fuß leicht vorstellen, das andere Bein ist gebeugt. Den Po nach hinten schieben und den geraden Oberkörper nach vorne kippen. Das Gewicht bleibt dabei auf dem hinteren Bein. Die Dehnung kann verstärkt werden, indem Sie den Fuß noch weiter Richtung Nase ziehen. Seiten wechseln.

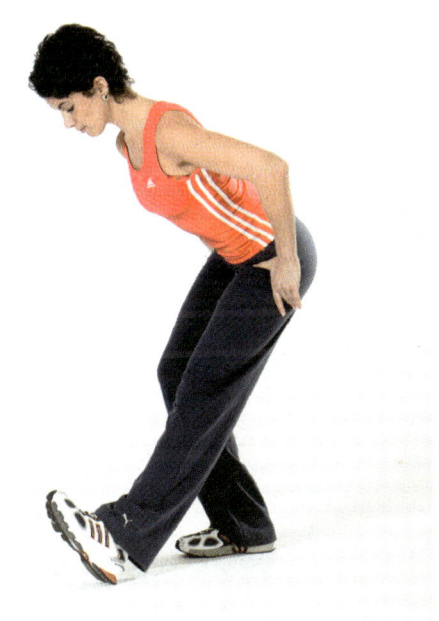

4. Hüftbeuger

Machen Sie einen weiten Ausfall-
schritt. Stützen Sie sich mit beiden Unterarmen am Oberschenkel des vorderen Beines ab, sodass Sie sicher und ohne zu
wackeln in der Position bleiben
können. Das Schienbein des vorderen Beines sollte etwa senkrecht stehen (eventuell mit dem
hinteren Bein noch weiter nach
hinten rutschen). Nun das Knie
des hinteren Beines strecken und
die Hüfte nach unten sinken lassen, bis Sie die Dehnung an der
Hüftvorderseite spüren. Seiten
wechseln.

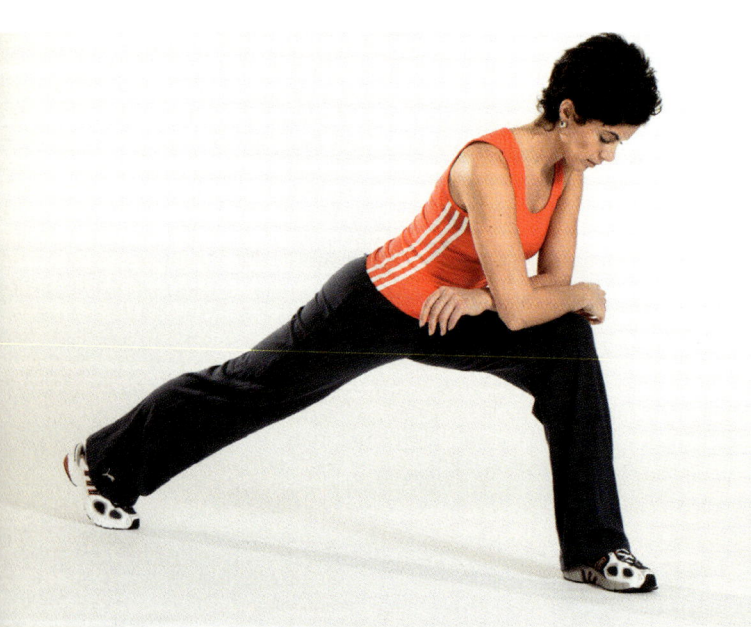

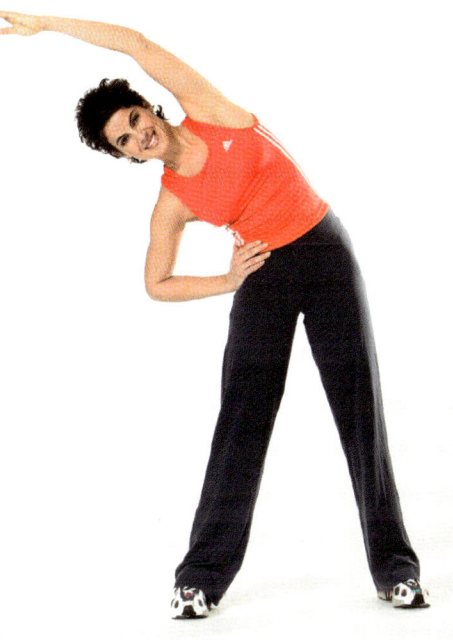

5. Flankendehnung

Stehen Sie etwas mehr als schulterbreit gegrätscht. Heben Sie den linken Arm leicht angewinkelt über den Kopf und beugen Sie sich vorsichtig zur rechten Seite, bis Sie eine Dehnung in der linken Flanke spüren. Seiten wechseln.

67

6. Brustdehnung

Stehen Sie aufrecht, die Füße etwa hüftbreit gegrätscht. Heben Sie die Arme in die «U-Halte» neben den Kopf. Dehnen Sie die Brustmuskulatur, indem Sie die Schulterblätter vorsichtig zur Wirbelsäule ziehen. Führen Sie kleine, weiche Bewegungen aus, niemals ruckartige. Atmen Sie dabei ruhig weiter.

7. Dehnung unterer Rücken

Sie stehen aufrecht, die Füße hüftbreit auseinander. Nun beugen Sie die Beine, die Knie bleiben über den Füßen. Schieben Sie den Po zurück, als wollten Sie sich setzen, und legen Sie den Oberkörper auf die Oberschenkel. Umfassen Sie mit den Händen die Beine von hinten und lassen Sie den Kopf dabei locker hängen. Atmen Sie tief in den unteren Rücken.

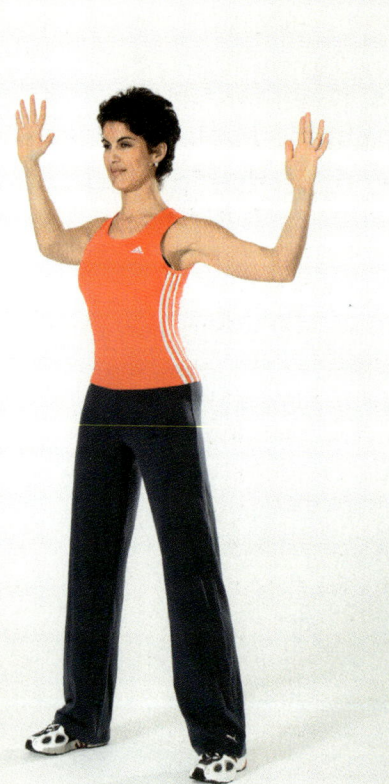

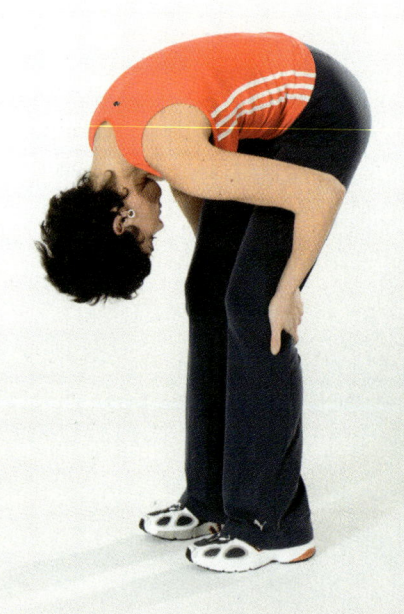

Programm 3:
Joggen für Energiebündel

Sie wollen partout nicht walken, weil es Ihrem Temperament nicht entspricht? Dann ist Laufen ideal für Sie! Ein Programm für Anfänger/innen ohne großes Übergewicht.

Laufen – schlecht für die Gelenke?

Im Wesentlichen ist es eine Geschmacksfrage. Wer nicht gerade zu den Trommel- oder Pummelbauchträgern gehört oder unter schwachem Bindegewebe leidet, kann unbesorgt auch mit Joggen Kondition aufbauen. Der Einwand, Joggen belaste die Gelenke zu stark, stimmt für Normalgewichtige nur bedingt. Denn Anfänger/innen können – allein von ihrer Kondition her – selten mehr als 10 Minuten am Stück laufen. Und in dem Maße, wie sich die Kondition verbessert, werden auch die Gelenke kräftiger und belastungsfähiger, denn Knochen und Gelenke sind dynamische Gewebe und passen sich der Belastung an. Durch einfaches Joggen oder Laufen bekommt man keine Schäden, das haben zahlreiche Untersuchungen bestätigt.

Langsam steigern

Also: Wer Lust hat zu laufen, kann beruhigt laufen. Und glauben Sie nicht, Sie könnten das nicht. Viele Menschen sagen spontan: «Laufen macht mir keinen Spaß», auch wenn Sie es schon lange nicht mehr ausprobiert haben. Häufig beruht diese Annahme auf alten, negativen Erfahrungen. Doch machen viele zu Beginn einfach einen entscheidenden Fehler: Sie laufen zu schnell und sind dadurch zu früh erschöpft. Erfolg werden Sie haben, wenn Sie sich an die einfachste aller Anfängerregeln halten: Sie laufen 5 Minuten in die eine Richtung und 5 Minuten zurück. Und wenn Sie ungeübt sind, laufen Sie so langsam wie eine Schnecke! Das langsame Laufen ist wichtig, damit Sie immer ausreichend mit Sauerstoff versorgt sind, Spaß am Laufen bekommen und mit den Wochen Ihre Laufzeiten steigern können. Besonders wichtig ist es, wenn Sie abnehmen wollen: Denn damit die Fettverbrennung reibungslos funktioniert, braucht der Körper reichlich Sauerstoff.

Viele Vorteile, geringe Kosten

Joggen hat genau wie Walken eine ganze Reihe von Vorteilen. Sie sind unabhängig von bestimmten Trainingszeiten und können selbst entscheiden, wann und wie viel Sie laufen wollen. Sie können direkt an der Haustür starten oder wo immer Sie wollen. Auch auf Reisen ist es meist einfach, eine gute Strecke zum Laufen zu finden. Sie sind an der frischen Luft und in der Natur. Überflüssiges Fett wird effektiv verbrannt. Und Sie brauchen, außer funktioneller Kleidung, nur ein Paar gute Laufschuhe.

Am besten gehen Sie dafür in einen speziellen Laufladen: Dort gibt es fachkundige Verkäufer/innen mit viel Erfahrung und Laufbänder mit der Möglichkeit, Ihren Schritt per Video aufzuzeichnen. Damit kann exakt festgestellt werden, wie Sie auftreten und wo Ihre Füße besondere Unterstützung brauchen. In manchen Laufläden wird man Sie auch bitten, ein Stück am Boden zu gehen oder zu laufen, damit Ihr Laufstil beurteilt werden kann. Laufläden gibt es inzwischen in jeder größeren Stadt (siehe Gelbe Seiten unter «Sportbedarf»). Sie fungieren häufig auch als Nachrichtenbörse und bieten die Vermittlung von Laufpartnern an. Doch auch in großen Sportgeschäften finden Sie heute häufig gute Fachabteilungen mit allem, was Sie zum Laufen brauchen.

Laufsocken Die Laufsocken aus dem Sportgeschäft unterscheiden in rechte und linke Exemplare, haben ultraflache Nähte und halten durch die moderne Faser den Fuß schön trocken.

So finden Sie den richtigen Schuh

Das wichtigste und unverzichtbare Ausrüstungsstück zum Laufen und Walken ist ein guter Schuh. Hier die wichtigsten Tipps für den Kauf.

→ Gehen Sie möglichst in ein Spezialgeschäft. In diesen Laufläden finden Sie die beste Beratung.

→ Die Verkäufer/innen sehen, wie Sie auftreten und wo Ihr Fuß besondere Unterstützung braucht. Wenn Sie schon gelaufen sind: Nehmen Sie Ihre alten Schuhe mit. An den Sohlen kann man Ihren Laufstil erkennen.

→ Kaufen Sie die Schuhe nachmittags. Dann hat sich Ihr Fuß ein wenig ausgedehnt, so wie es auch beim Sport der Fall ist. Probieren Sie die Schuhe mit passenden Laufsocken.

→ Nehmen Sie sich Zeit. Probieren Sie verschiedene Modelle an und tragen Sie die Schuhe, die in die engere Auswahl kommen, einige Minuten im Geschäft. Nutzen Sie, wenn möglich, auch das Laufband, oder laufen Sie damit um den Block.

→ Frauen sind mit schmaler geschnittenen «Woman»-Modellen meist besser bedient. Die Länge stimmt, wenn vor den Zehen noch eine Daumenbreite Platz bleibt.

→ Wählen Sie Ihren Schuh nicht nach Design oder Preis aus, sondern danach, ob er angenehm sitzt und Ihren Anforderungen entspricht.

→ Kaufen Sie zwei Paar Laufsocken dazu. Die Kombination mit den passenden Socken erhöht den Laufkomfort.

Check-up

Ratsam ist ein gründlicher Gesundheits-Check für alle, die mehrere Jahre keinen Sport getrieben haben und älter als 35 sind. Auch bei großem Übergewicht, Gelenk- oder Rückenbeschwerden ist eine Untersuchung empfehlenswert. In diesem Fall kann «Walken» (siehe Programm 2) besser sein. Alle anderen können sofort mit dem Training beginnen. Denn neben Herz, Kreislauf und Muskulatur werden auch die Bänder und Sehnen trainiert und gekräftigt. Haben Sie also keine Angst, sondern Zutrauen zu Ihrem Körper: Er ist für das Laufen gemacht.

Erste Woche

Hinein in die Schuhe und raus aus der Tür! Gehen Sie zunächst ein Stück in flottem Tempo, um den Kreislauf in Schwung zu bringen und die Muskulatur aufzuwärmen. An der übernächsten Ecke machen Sie vorsichtig die drei ersten Stretching-Übungen von Seite 64/65 (jeweils zwei bis drei ruhige Atemzüge lang), um die Beinmuskeln vorzudehnen. Und dann fallen Sie (mit einem Blick auf die Uhr) in den Trab. Laufen Sie so langsam, wie Sie können! Selbst wenn Sie von einer Maus überholt werden: Sie laufen ganz langsam weiter. Wenn Sie aus der Puste kommen, waren Sie zu schnell. Schalten Sie einen Gang zurück, aber bleiben Sie nicht stehen. Versuchen Sie Ihren Rhythmus zu finden, und atmen Sie immer gut aus (das Einatmen erfolgt von allein, darauf müssen Sie nicht achten). Nach 5 Minuten machen Sie – wenn notwendig – Ihre erste kleine Gehpause. Anschließend drehen Sie um und traben ganz langsam und locker zurück. Noch ein Stückchen gehen, die Beinmuskulatur wieder sanft stretchen und ab unter die Dusche. Danach sollten Sie ausreichend trinken, einfaches Wasser reicht bei diesen kurzen Distanzen aus, um den Flüssigkeitsverlust auszugleichen. Sehr gut sind auch Fruchtsaftschorlen mit einem Drittel Saft (zum Beispiel Apfelsaft). Sportdrinks mit zusätzlichen Mineralien brauchen Sie erst bei längeren Distanzen.

Stretching für Läufer

Nach dem Training ist es angenehm, die gesamte Muskulatur zu dehnen. Wer mag, kann alle sieben Stretching-Übungen ins Programm aufnehmen.

Nun? Wie fühlen Sie sich? Erschöpft, aber großartig? Für Anfänger/innen sind 10 Minuten am Stück schon eine wirkliche Leistung. Setzen Sie sich Ziele, die Sie erreichen können. Das Training darf nicht läppisch sein, aber es darf Sie auch nicht völlig auslaugen: Richtig ist es, wenn Sie sich angestrengt haben, aber doch das Gefühl haben, noch ein Stück weiterlaufen zu können.

Laufen Sie in der ersten Woche **dreimal je 10 Minuten**. Suchen Sie sich die Tageszeit aus, die für Sie am angenehmsten ist. Das kann morgens sein: Ein kurzes Räkeln und raus aus dem Bett, ab in die Joggingsachen, eine Runde drehen, duschen und anschließend frühstücken. So kostet das Laufen kaum Extrazeit, und Sie starten mit Schwung in den Tag. Genauso gut können Sie jedoch abends laufen. Dann kann das Laufen ein angenehmer Puffer zwischen Job und Freizeit werden. Entscheiden Sie nach Ihrem Tagesrhythmus, wann Sie Ihr Lauftraining einplanen wollen. Bei größerem Pensum scheint der Abend besser geeignet zu sein. Neueste Untersuchungen haben ergeben, dass unser Immunsystem in den späten Stunden besser auf die Belastung eingestellt ist als morgens nach dem Aufstehen. Achten Sie in jedem Fall darauf, dass die letzte größere Mahlzeit rund zwei Stunden zurückliegt. Gönnen Sie sich zwischen den Trainingseinheiten jeweils einen Tag zur Erholung. Das ist für die sichere Leistungssteigerung unbedingt erforderlich (siehe «Timing» auf Seite 59).

Zweite Woche

Wenn Ihnen die letzten 10 Laufminuten leicht gefallen sind, verlängern Sie in der zweiten Woche um 5 Minuten. Also jetzt: Dreimal 15 Minuten laufen! War es zu mühsam, trainieren Sie nochmal wie in der ersten Woche.
Am Tempo ändern Sie zunächst nichts. Es ist ein weit verbreiteter Irrtum, dass nur schnelles Laufen Ausdauerfitness bringt. Im Gegenteil: Langsames Laufen, längere Strecken und eine langfristige Planung bringen den Erfolg. Für den Anfang haben Sie mit

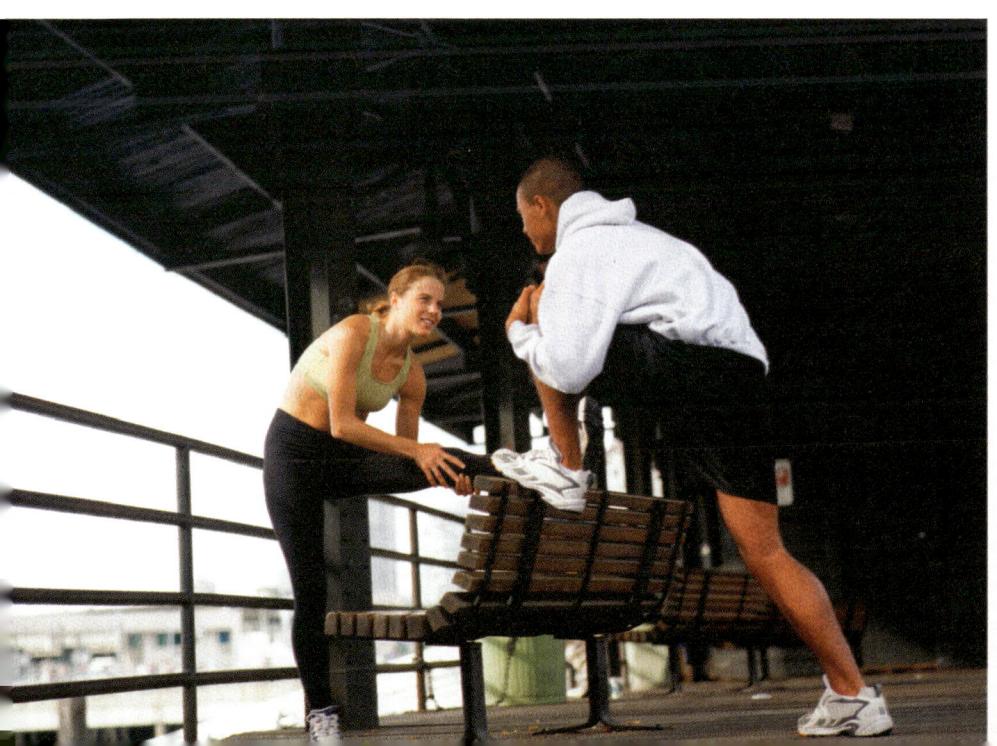

Ihrem Atem eine gute Geschwindigkeitskontrolle. Noch einmal: Wenn Sie aus der Puste kommen, also in den so genannten anaeroben Bereich laufen, waren Sie zu schnell. Das Training bringt Ihnen dann weder Kondition, noch verbrennt es ausreichend Fett. Bei höherer Belastung greift der Körper zu den Kohlenhydraten, die einfacher abzubauen sind und schnelle Energie liefern. Die Folge: Nach dem Training haben Sie einen Bärenhunger und müssen ganz schnell Ihre Speicher wieder auffühlen, also viel essen. Sie sollen also so laufen, dass Sie sich (zumindest theoretisch!) in kurzen Sätzen unterhalten können.

Mehr Spaß zu zweit

Wenn Sie Gelegenheit haben, mit einem Partner oder in einer Laufgruppe zu trainieren, nutzen Sie sie. Die Geschwindigkeit richtet sich dabei immer nach dem/der schwächsten Läufer/in. Adressen von Lauftreffs in Ihrer Nähe erfahren Sie beim Leichtathletik-Verband.

Pulskontrolle

Ob Sie sich richtig belasten, können Sie auch mit der Pulskontrolle während des Lauftrainings feststellen. Als grober Richtwert gilt die Formel: 220 minus Lebensalter = maximale Herzfrequenz. Besser und exakter kann die maximale Herzfrequenz allerdings im Leistungstest bei einem Sportmediziner festgestellt werden. Die optimale Herzfrequenz für Ihr Ausdauertraining beträgt nun 70 bis 80 Prozent der maximalen Herzfrequenz. Diesen Bereich können Sie auch in der unten stehenden Tabelle ablesen.

Wenn Sie noch nie oder sehr lange keinen Sport getrieben haben und sich wenig belastbar fühlen, ziehen Sie vom niedrigsten Wert nochmals 10 Prozent ab und steigern sich allmählich. Unter 60 Prozent Ihrer maximalen Herzfrequenz sollten Sie jedoch nicht trainieren, sonst ist der Trainingseffekt zu klein.

HERZFREQUENZ BEIM AUSDAUERTRAINING

Alter	Optimaler Trainingspuls pro Minute
20	140–160
30	133–152
40	126–144
50	119–136
60	112–128
70	105–120

Zur Kontrolle der Herzfrequenz während des Laufens: kurz anhalten und 10 Sekunden Puls messen (mit Zeige-, Mittel- und Ringfinger zusammen an der Daumenseite des Handgelenks direkt neben der Handsehne), mal sechs nehmen und mit dem vorher bestimmten Sollwert vergleichen. Einfacher geht es mit speziellen Pulsuhren, die Sie in guten Sportgeschäften kaufen können. Sie zeigen Ihnen kontinuierlich Ihre Herzfrequenz an.

Im Fitnessclub können Sie Ihren Puls auch am Laufband oder Ergometer messen. Bei den modernen Geräten erlauben Sensoren am Griff eine Pulsmessung während des Trainings. Auf Tabellen können Sie dann ablesen, ob Sie gerade verstärkt Ihre Herz-Kreislauf-Leistung trainieren (Cardio-Training – zwischen 80 und 90 Prozent Ihrer maximalen Herzfrequenz), oder ob Sie sich mit 70 bis 80 Prozent der maximalen Herzfrequenz im optimalen Bereich der Ausdauerfitness bewegen. Auch so können Sie mit der Zeit ein Gefühl für die richtige Belastung entwickeln.

Ideal zum Abnehmen

Ihre Fettverbrennung läuft optimal, wenn Sie mit 65 bis 80 Prozent Ihrer maximalen Herzfrequenz trainieren. Ihre maximale Herzfrequenz liegt bei 220 minus Lebensalter. Mit einem Belastungs-EKG kann sie noch genauer bestimmt werden.

Dritte Woche

Steigern Sie Ihr Pensum nur, wenn Sie glauben, Sie könnten noch mehr leisten. Wenn Sie sich noch sehr angestrengt fühlen, stabilisieren Sie zunächst Ihre bisherige Leistung und trainieren wie in der zweiten Woche (dreimal 15 Minuten). Wichtig ist vor allem: Sie sollen sich wohl fühlen, und das Training soll Ihnen Spaß machen.

Planen Sie Ihre Lauftage fest in den Kalender ein und nehmen Sie sie so wichtig wie eine Verabredung mit Ihrer besten Freundin. Lassen Sie zwischen den Trainingstagen mindestens einen Tag Pause. An diesen Tagen können Sie die Bauchübungen machen (S. 93), die vorwiegend andere Muskelgruppen beanspruchen.

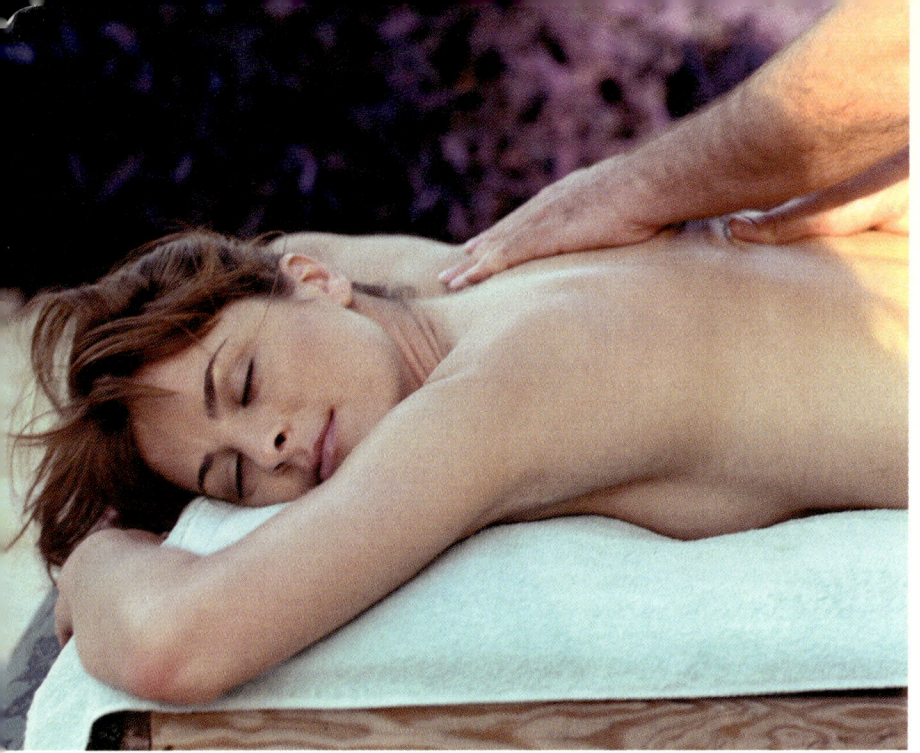

Entspannung

Wie wäre es zwischendurch mit einem Besuch in einer Therme, im Rasul, in Sauna oder Dampfbad? Bei aller Konzentration auf das Ziel ist ein wenig Abwechslung und Entspannung nicht zu verachten. Für Ihren Erfolg sind auch die Ruhetage wichtig: Während Sie entspannen, passen sich Herz und Kreislauf, Muskulatur und Gelenke an die Belastung an. Haben Sie Vertrauen zu Ihrem Körper: Es wird alles so werden, wie Sie es sich wünschen. Es braucht nur ein wenig Geduld.

Vierte und alle weiteren Wochen

Versuchen Sie bei jeder Trainingseinheit 20 Minuten zu laufen. Unser Ziel: Eine halbe Stunde kontinuierliches Laufen. Locker und ohne dass Sie dabei völlig aus der Puste kommen.

Wenn Sie schon besser trainiert sind, werden Sie das Ziel schneller erreichen. Vielleicht macht Ihnen das Lauftraining auch solchen Spaß, dass Sie eine ganze Stunde laufen wollen. Das hängt von Ihrem Einsatz und Ehrgeiz ab. Wichtig ist allein die Regelmäßigkeit, mit der Sie trainieren. Wer sich nur alle zwei Wochen einmal aufraffen kann, stellt sich selbst ein Bein. Sie müssen immer wieder von vorn beginnen, anstatt Erfolge zu sehen. Also setzen Sie sich Ziele, und versuchen Sie diese dann auch zu erreichen. Und denken Sie daran: Sie tun es ganz und gar freiwillig.

Checkliste für Energiebündel
→ Das Lauftraining beginnt mit flottem Gehen.
→ Zwischen dem Aufwärmen und dem eigentlichen Laufen die Beinmuskulatur sanft dehnen.
→ Zu Beginn 10 Minuten (erste Woche) laufen, allmählich bis auf 20 Minuten (vierte Woche) steigern.
→ Locker auslaufen.
→ Nochmals sanft die Muskulatur dehnen.
→ Nach jedem Training ausreichend Wasser trinken.
→ Zwei- bis dreimal die Woche laufen.
→ Zwischen den Trainingstagen mindestens einen Erholungstag einplanen.

Alternativen für die Ausdauer

Sie können sich weder für Laufen noch für Walken erwärmen? Kein Problem: Es gibt reichlich Alternativen.

Sehen Sie sich Programm 1 an und picken Sie sich Ihre Rosinen heraus: Versuchen Sie, deutlich mehr Bewegung in Ihren Alltag zu bringen. Dazu kombinieren Sie nach Lust und Laune Ihre Lieblingssportart. Gute Ausdauersportarten sind Schwimmen, Inline-Skating und Radfahren sowie Skilanglauf im Winter. Wer mag, kann selbstverständlich auch Badminton, Frisbee, Hockey oder Fußball spielen.

Schwimmen mit Doppelnutzen

Das Ziel ist, lieber länger und mit moderatem Tempo statt kurz und intensiv zu trainieren. Beim Schwimmen heißt das: Nicht ins

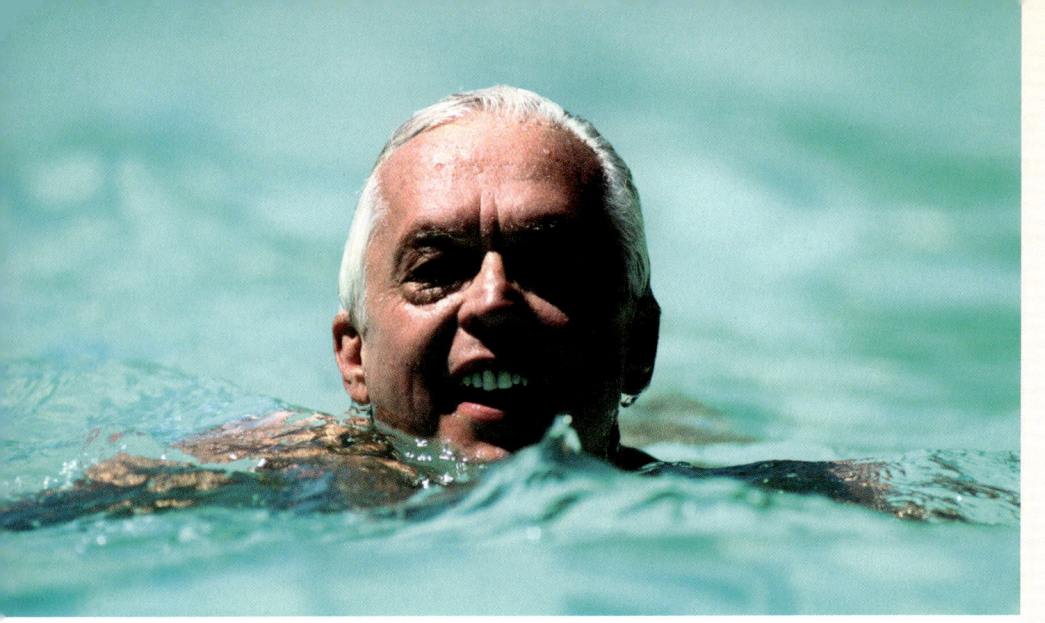

Wasser springen und bis zur Erschöpfung kraulen, sondern langsam und stetig die Bahnen ziehen.

Ein Tipp zur Technik: Gewöhnen Sie sich das Schwimmen mit herausgerecktem Kopf am besten ab, denn das führt eher zur Verspannung der Nackenmuskulatur als zur Entspannung. Versuchen Sie stattdessen auch beim Brustschwimmen nach jedem Zug ein Stück zu gleiten. Legen Sie dabei den Kopf ins Wasser und atmen Sie ruhig durch Nase und Mund ins Wasser aus. Finden Sie Ihren Rhythmus: Armzug (mit tiefem Einatmen), Beinzug, ausstrecken (mit Ausatmen) und so fort.

Klare Sicht Schwimmbrillen mit Dioptrien gibt es beim Optiker. Ideal für Kurzsichtige, die damit auch unter Wasser alles genau im Blick haben.

Regelmäßiges Schwimmen trainiert gleichmäßig alle Muskelgruppen und lässt den Bauch zuverlässig schrumpfen. Durch die Massage des Bindegewebes ist Schwimmen auch ideal, um Cellulite vorzubeugen oder zu bekämpfen. Zweimal die Woche ist gut, dreimal optimal. Cremen Sie sich nach dem Schwimmen mit einem Massageöl oder einer Lotion ein, und trinken Sie reichlich kalorienarme Fruchtsaftschorle. Denn manchmal verwechselt man das Durstgefühl mit Hunger.

Konditionstraining im Fitness-Studio

Im Fitness-Club können Sie sich ein persönliches «Cross-Training» zusammenstellen lassen. Beispielsweise wechseln Sie vom Sitzfahrrad zum Rudergerät, vom Laufband zum Skywalker, vom Stepgerät wieder zum Sitzfahrrad. Dadurch werden immer wieder andere Muskelgruppen angesprochen, und Ihr Ausdauertraining wird garantiert nicht langweilig. Ziel ist es, über 40 Minuten den Körper in einer kontinuierlichen Bewegung zu halten. Ein weiterer Vorteil dieses individuellen Trainings: Sie können es machen, wann immer Sie wollen.

Unabhängig von Kurszeiten und eventuellen Regenschauern, die Outdoor-Läufer überraschen können.

Falls Sie lieber in der Gruppe trainieren: Achten Sie bei der Auswahl der Fitness-Stunden auf den Hinweis «Low impact»: Das sind Stunden, in denen mit niedriger Intensität trainiert wird. In vielen Studios werden auch spezielle Fatburner-Stunden ausgewiesen. Wenn nicht: Fragen Sie danach. Abwechslung ist auf die Dauer am wirkungsvollsten und macht am meisten Spaß. Zudem werden dabei immer unterschiedliche Muskelgruppen trainiert, sodass Sie bald wieder in Topform kommen und rundum fit werden.

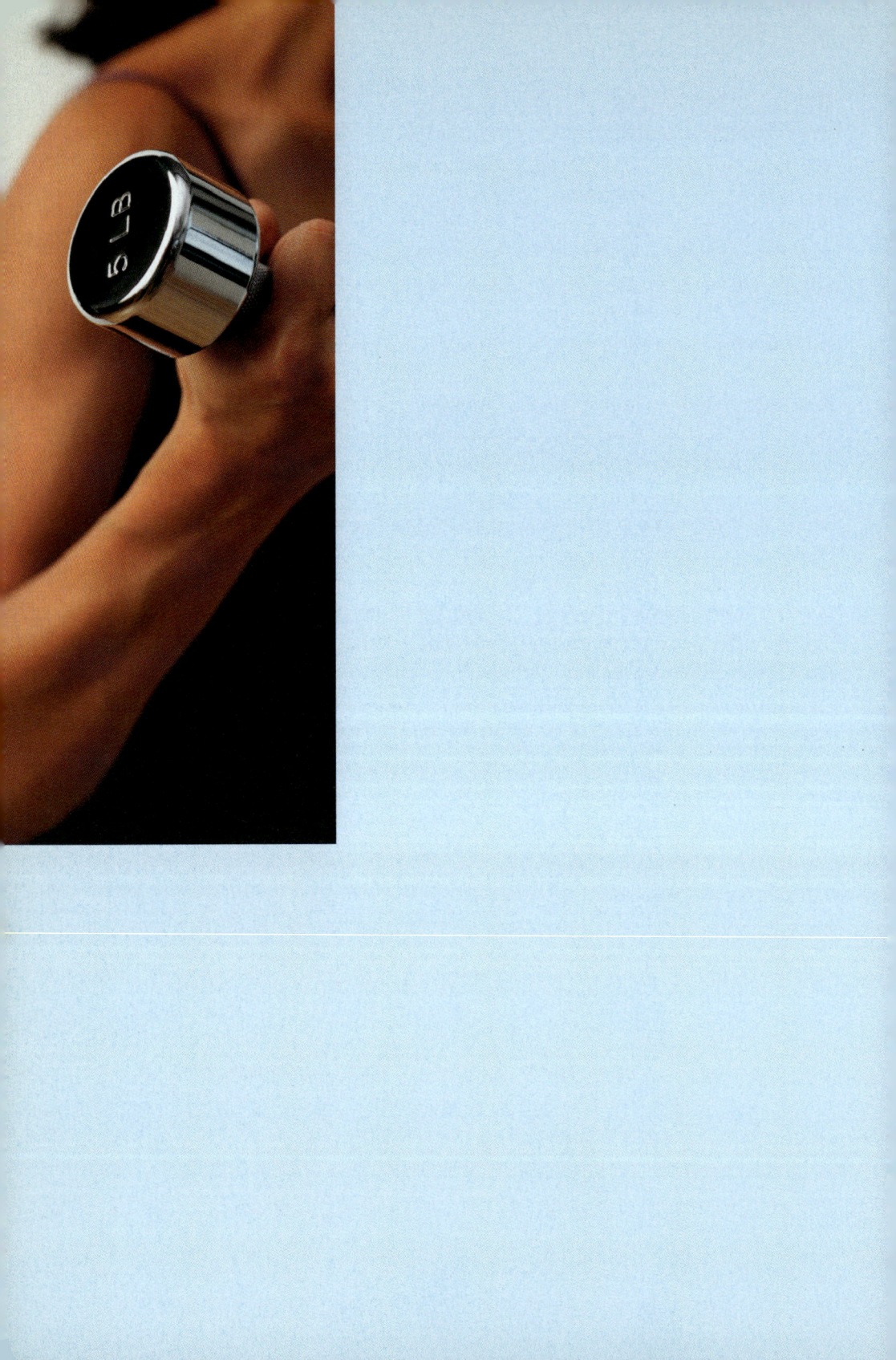

Kraft

Gezielt den Körper formen

Spezielle Workout-Übungen für den flachen Bauch sind der zweite Baustein unseres Schlanker-Bauch-Programms. Sie brauchen dafür nur wenige Minuten täglich. Das Ergebnis: Sie straffen und stärken Ihre Bauchmuskulatur, stärken Ihren Rücken, und Ihre Taille wird sichtbar schlanker.

Warum ist Krafttraining wichtig?

Vielleicht klingt es Ihnen noch im Ohr: Allein mit Bauchmuskelübungen verschwindet kein Bauch. Vor allem kein Pummel- oder Trommelbauch, bei dem die Muskeln hinter reichlich Fett versteckt sind. Da heißt es in erster Linie: durch ausreichend Bewegung und eine kluge Ernährungsumstellung sanft und sicher abspecken.

Trotzdem ist gezieltes Bauchtraining wichtig, und zwar aus mehreren Gründen: Die Bauch- und Rückenmuskeln sind unser körpereigenes, bequemes und kostenloses Korsett. Sie halten nicht nur die Organe am Platz, sondern stützen auch die Wirbelsäule. Rückenschmerzen sind ein typisches Leiden von Sitzmenschen, deren Muskulatur bedenklich verkümmert ist.

«Ich bin dein neuer Herr», sagte der Schmerz, als er sich vorstellte. «In Zukunft wirst du keine anderen Herren mehr neben mir haben.» Tilmann Spengler, in: «Wenn Männer sich verheben. Eine Leidensgeschichte in 24 Wirbeln».

Der Bauch ist dabei nur die eine Seite des Problems. Wölbt er sich, gerät die Statik immer weiter aus dem Gleichgewicht. Die Bauchdecke gibt nach, der Bauch wird immer mächtiger, und das Hohlkreuz verstärkt sich. Dies gilt übrigens auch für die krummen Haltungsschwächlinge mit dem kleinen Spitzbauch, die oft nicht mal ein Gramm zu viel haben. Sagt man einem solcherart aus der Form geratenen Bauchträger, er möge sich doch mal gerade halten, kann er das nicht. Denn einige Muskelgruppen, die für eine entspannte und dennoch aufrechte Haltung notwendig sind, sind bei ihm zu schwach. Andere Muskelgruppen wiederum, und hier seien nur zwei genannt, die Brustmuskeln und die Hüftbeuger, haben nicht mehr die volle Beweglichkeit. Durch diese so genannte Verkürzung machen sie die notwendige Bewegung einfach nicht mit: Sie halten den Menschen in seiner ungesunden Harkenhaltung.

Muskeln fressen Kalorien!

Nun die gute Nachricht: All diese Veränderungen sind umkehrbar. Verkürzte Muskeln können mit etwas Geduld und Zuwendung wieder gedehnt, schwache gekräftigt werden. Allerdings braucht das – je nachdem, wie lange Sie schon nichts mehr für sich getan haben – etwas Geduld. Doch es lohnt sich.

Eine gut entwickelte Muskulatur sorgt für die schöne Silhouette, und das gute Aussehen hebt – zusammen mit dem Gefühl, dynamisch und kräftig zu sein – wiederum die Laune. Viele Sportarten werden Ihnen wieder leichter fallen, ob Sie laufen oder walken, schwimmen oder Tennis spielen. Und: Muskeln sind wahre Kalo-

rienfresser! Fachleute sagen dazu «stoffwechselaktives Gewebe». Muskeln verbrauchen Energie, selbst wenn Sie ganz ruhig auf dem Sofa liegen. Ihr Grundumsatz steigt an. Trainierte Menschen können deshalb wesentlich mehr essen, ohne zuzunehmen, als untrainierte.

Sanft und effektiv trainieren

Klappmesser und martialische Übungen wie «Füße unter den Schrank klemmen und 50 Sit-ups» sind megaout. Dieser alte Kadettendrill schadet dem Rücken und trainiert vor allem die Hüftbeugemuskulatur, die bei Sitzmenschen sowieso verkürzt ist. Also vergessen Sie solche Erinnerungen am besten sofort. Unser Muskeltraining ist sanft und rückenfreundlich. Die einzelnen Bewegungen sind ausführlich beschrieben, sodass Sie sich selbst korrigieren und nichts falsch machen können. Ein weiteres Plus: Sie können die Belastung so dosieren, wie es für Sie angenehm ist. Zudem sind die Übungen sehr einfach. Wenn Sie sich damit vertraut gemacht haben, können Sie sie überall durchführen.

Eine Decke oder ein weicher Teppich als Unterlage, dazu ein flaches Kissen oder ein zusammengefaltetes Handtuch – mehr brauchen Sie nicht. Sorgen Sie für ausreichend Platz, damit Sie sich nirgends verletzen können.

Übungszeiten

Machen Sie die Übungen jeden zweiten Tag, und zwar so lange, bis Sie Ihre optimale Form erreicht haben. Nach vier Wochen werden Sie schon deutliche Erfolge sehen, vor allem, wenn Sie die Übungen mit unserem Konditions- und Ernährungsprogramm kombinieren. Zusätzlich hilfreich und angenehm sind Bauchmassagen (Seite 110).

Kein Druck Lassen Sie Ihrem Körper Zeit, sich auf die ungewohnte Belastung einzustellen. Je nach Ausgangsverfassung kommen Sie schon in vier Wochen, in zwei Monaten oder in einem halben Jahr wieder in Bestform.

Wenn Sie Ihre Form erreicht haben, genügt es, zweimal in der Woche zu trainieren. Ganz aufhören dürfen Sie allerdings nicht, denn einmal aufgebaute Muskulatur braucht kontinuierliches Training, um erhalten zu bleiben. Wird sie nicht mehr gebraucht, baut sie sich rasch wieder ab. Das kann man an Menschen beobachten, die nur wenige Wochen einen Gipsverband tragen mussten: Wird der Gips entfernt, ist das Beinchen nur noch halb so dick.

Checkliste Kraft
→ Durch das Training werden Kalorien verbrannt.
→ Muskeln erhöhen den Grundumsatz, also die täglich verbrauchte Menge an Kalorien.
→ Die Bauchdecke wird gestrafft.
→ Der Rücken wird stark.
→ Verkürzte Muskeln werden sanft gedehnt.
→ Ihre Haltung wird sichtbar besser.

Das Übungsprogramm:
Power für Bauch und Rücken

Unser Muskelprogramm umfasst ein Aufwärmtraining, das so genannte Warm-up, neun Power-Übungen und zum Abschluss einen Dehn- und Entspannungsteil.

Vor jeder sportlichen Anstrengung ist es wichtig, den Körper auf Betriebstemperatur zu bringen. Der Kreislauf kommt in Schwung, Muskulatur und Gelenke werden besser durchblutet. Das Aufwärmen ist die beste Vorbeugung vor Verletzungen und damit unverzichtbar.

Anschließend kräftigen wir den Rücken. Dort fehlt mir doch nichts, werden Sie jetzt vielleicht denken. Wenn dem so ist, haben Sie Glück. Denn in der Tat ist dies nicht nur eine Frage der Statistik, sondern auch der Statik: Der Bauch ist eine Belastung für den Rücken, und je dicker er wird, desto stärker zieht er an der Wirbelsäule. Damit verursacht er über kurz oder lang auch Rückenschmerzen. Schwangere kennen das Phänomen und können meist ein Lied davon singen.

Es gibt noch einen zweiten Grund, weshalb wir den Rücken stärken müssen. Kennen Sie das Prinzip von Spieler und Gegenspieler? Es besagt: Jeder Muskel hat seinen Gegenpart. Jeder Beuger hat einen Strecker – so hat der Armbeuger (Bizeps) als Gegenspieler den Armstrecker (Trizeps). Ein wichtiger Grundsatz bei jedem Training ist daher, dass jeweils beide Muskeln einer Gruppe ausgewogen trainiert werden müssen. Geschieht das nicht, kommt es zu einem Ungleichgewicht. Auf der einen Seite des Körpers wächst der Zug, auf der anderen Seite hält nichts gegen. Die Folge: Sie werden krumm

Wer im Schwimmbad oder im Fitness-Studio genau hinsieht, kann den Effekt beobachten: Die Schultern der Muskelmänner sind nach vorne gezogen, der Nacken verkürzt sich («Dackelnacken» sagen die Trainer dazu), und der obere Rücken wird rund. Zu viel Arbeit «nach vorne», zum Beispiel am «Butterfly», zu wenig ausgleichende Dehnung und zu wenig Kraft im Rücken. Fachleute nennen das dann «muskuläre Disbalancen». Das sieht nicht nur schlecht aus, sondern ist auch ungesund, weil es die Belastbarkeit des Körpers herabsetzt und damit das Verletzungsrisiko erhöht.

Expertentipp «Jede Fehlhaltung ist immer auch eine muskuläre Disbalance. Bei einer aktiven aufrechten Haltung sind Beuge- und Streckmuskeln gleichermaßen aktiv und arbeiten sinnvoll miteinander. Achten Sie deshalb auf ein ausgewogenes Trainingsverhältnis.»
Petra Otto, Gymnastiklehrerin

Zunächst kräftigen wir also den Rücken, bevor wir gezielt den Bauch trainieren. Am Schluss des Programms werden alle Muskelgruppen, mit denen wir gearbeitet haben, wieder gedehnt. Das bringt die Beweglichkeit zurück.

Wichtig ist, dass Sie die Übungen in der vorgegebenen Reihenfolge machen. Nur so haben Sie den optimalen Effekt für Ihre Figur.

Lesen Sie zuerst das ganze Programm durch, merken Sie sich die Wiederholungszahlen, und beginnen Sie dann mit dem Training.

Kleine Hilfe Zu Beginn kann es einfacher sein, wenn Sie sich die Bewegungsanleitungen vorlesen lassen. Suchen Sie sich also einen Trainingspartner, der gegebenenfalls auch Ihre Haltung korrigieren kann.

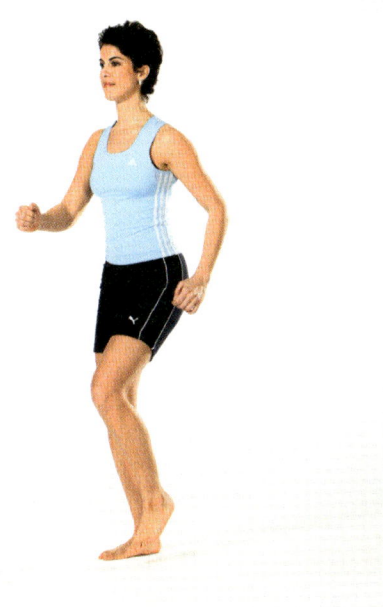

Warm-up

Gehen Sie auf der Stelle und
schwingen Sie die Arme locker
mit. Rollen Sie dabei die Füße gut
ab, und versuchen Sie «leise» zu
gehen. Steigern Sie langsam das
Tempo, und ziehen Sie dazu die
Knie hoch. Atmen Sie tief ein und
aus. Dann steigern Sie die Intensität: Kräftig auf der Stelle gehen,
dabei Füße abrollen und Arme dynamisch mitschwingen.
Variationen sind erlaubt und er-
wünscht: Wer das Aufwärmen aus
dem Fitness-Studio kennt, kann
vom Gehen (Marching) in Seit-
schritte (Side to Side) oder in den
Dreierschritt (V-Step) wechseln.
Probieren Sie auch die klassische
Koordinationsübung: Beine etwas
über Hüftbreite gegrätscht, Gewicht rhythmisch von rechts nach
links verlagern, den jeweils unbe-
lasteten Fuß nach hinten zum Po
hochziehen. Dann die Arme
dazunehmen: Über Kreuz hinter
dem Körper die Ferse berühren,
also linker Arm zur rechten Ferse
und gegengleich. Der andere Arm
ist jeweils nach schräg oben ausgestreckt (s. Foto S. 88).
Legen Sie, nach Lust und Laune,
flotte Musik dazu auf. Auch mit
Tanzen können Sie sich gut aufwärmen.
Ganz gleich, wie Sie sich in
Schwung bringen – wichtig ist

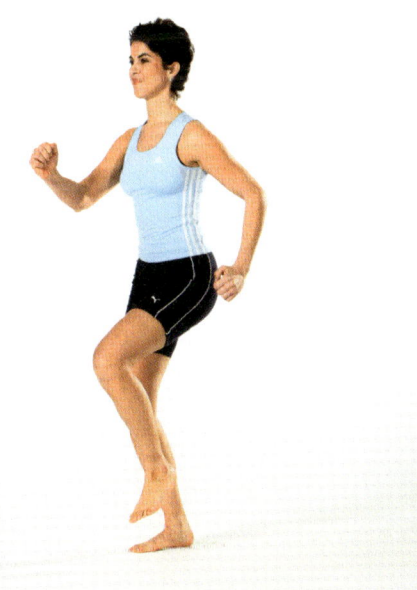

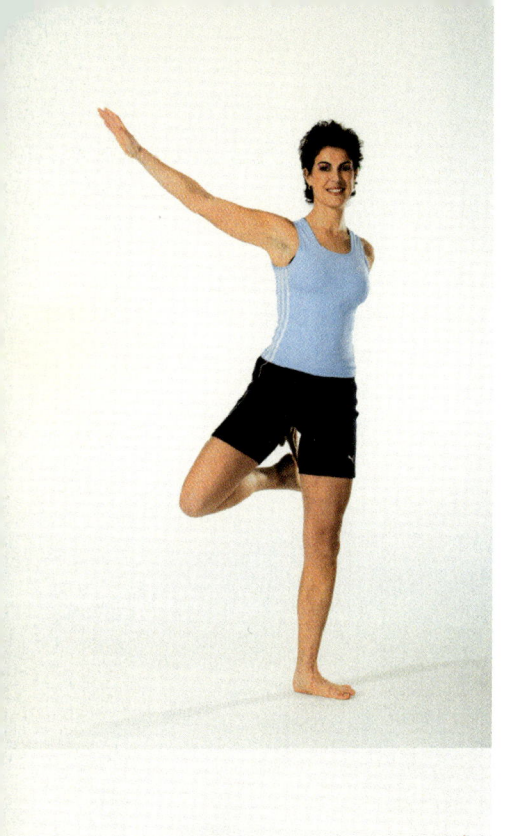

nur, dass Sie es 10 Minuten lang tun. Wenn Sie dabei kräftig atmen müssen, war die Belastung genau richtig. Wenn Sie allerdings nach 10 Minuten schon schweißgebadet sind, schalten Sie nächstes Mal einen Gang zurück.

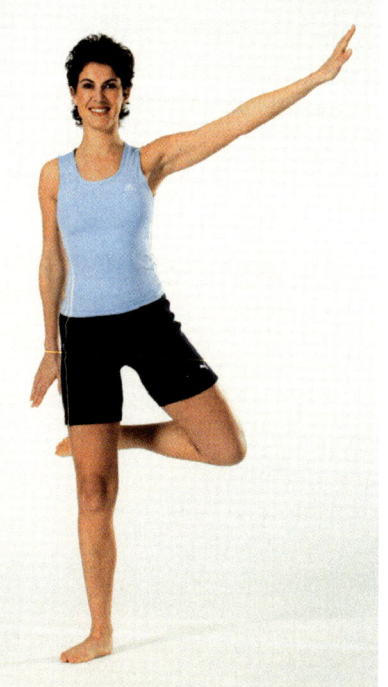

Power für alle Bauchtypen

Die folgenden neun Power-Übungen kräftigen sanft und effektiv Rücken und Bauch, formen und straffen unser körpereigenes Muskelkorsett.

Wiederholungen

Anfänger/innen

Erste und zweite Woche: Machen Sie von jeder Übung auf jeder Körperseite **zweimal zehn Wiederholungen** mit einer kurzen Pause von einigen Atemzügen dazwischen. Dann erst zur nächsten Übung wechseln.
Dritte und vierte Woche: Steigern Sie sich auf **dreimal 10 Wiederholungen**. Kurze Entspannungspausen dazwischen wie oben.

Fortgeschrittene

Erste und zweite Woche: Machen Sie von jeder Übung auf jeder Körperseite **dreimal 15 Wiederholungen** mit einer kurzen Pause von einigen Atemzügen dazwischen. Dann erst zur nächsten Übung wechseln.
Dritte und vierte Woche: Steigern Sie sich auf **viermal 15 Wiederholungen**. Kurze Entspannungspausen wie oben.
Machen Sie die Übungen regelmäßig jeden zweiten Tag.

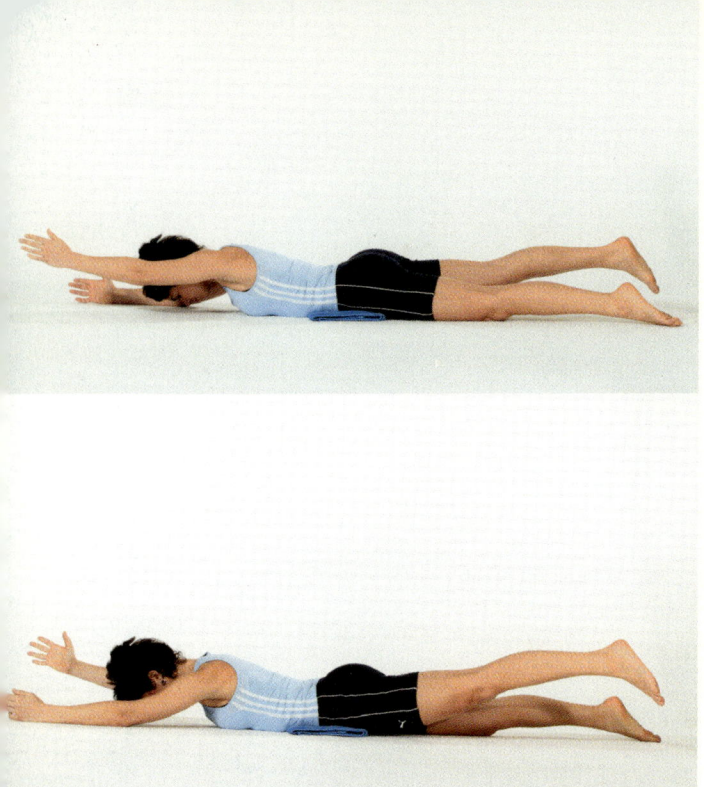

Für einen starken Rücken

1. DIAGONALES HEBEN

Legen Sie sich auf den Bauch (mit einem zusammengefalteten Handtuch unter dem Becken) und strecken Sie Arme und Beine aus. Die Beine sind hüftbreit, die Arme etwa schulterweit auseinander, die Daumen zeigen zur Decke. Heben Sie die Nase zwei bis drei Zentimeter vom Boden, schauen Sie dabei weiterhin nach unten. Auf diese Weise bleibt die Wirbelsäule in ihrer natürlichen Form.

Nun zunächst den linken Arm und das rechte Bein etwa zehn Zentimeter anheben und wieder senken, danach Seitenwechsel (linkes Bein und rechten Arm anheben und senken). Statt der zehn Zentimeter können Sie sich auch merken: Bein auf Hüft-, Arm auf Schulterhöhe heben.

> ### Atmen nicht vergessen!
> Vergessen Sie bei den Übungen nicht das Atmen. Beim Anspannen ausatmen, beim Entspannen einatmen. Auch wenn es schwierig wird: ruhig und gleichmäßig weiteratmen – denn mit dem Sauerstoff kommt die Kraft.

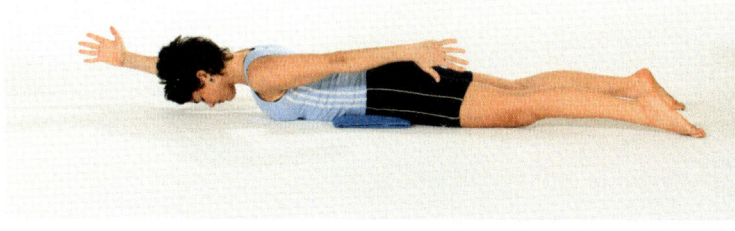

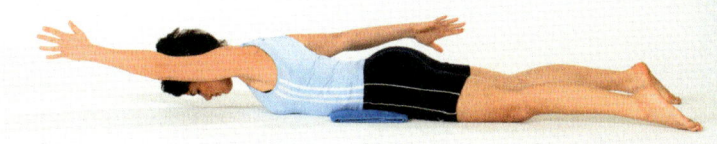

2. TROCKENKRAULEN

Bleiben Sie am Boden liegen, dabei einen Arm nach vorne strecken, einen nach hinten. Nase zwei bis drei Zentimeter vom Boden heben, der Kopf bildet mit der Wirbelsäule eine Linie (Kopf nicht in den Nacken legen). Die Hände sind gespannt, bei der vorderen Hand zeigt der Daumen nach oben, bei der hinteren nach unten. Die Schulterblätter dabei Richtung Becken und zur Wirbelsäule ziehen.

Nun wechseln Sie langsam die Arme, indem Sie sie dicht am Körper vorbeiführen. Po und Beine bleiben möglichst entspannt, nur die Schulter- und Rückenmuskulatur arbeitet.

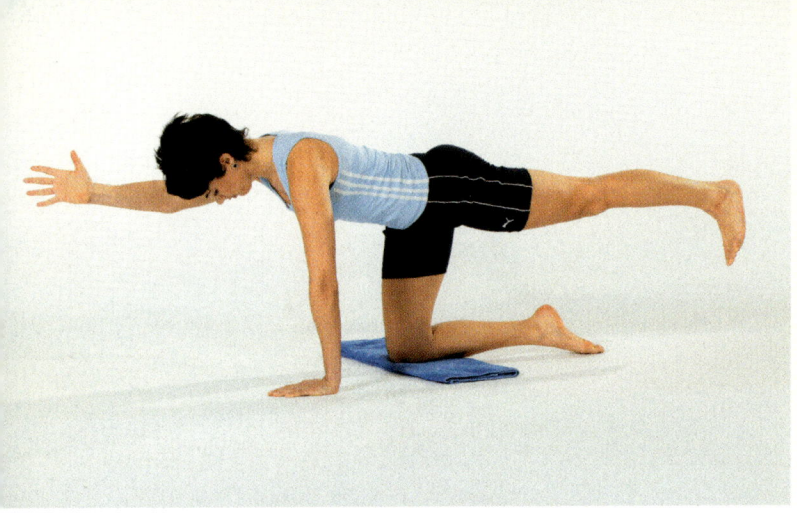

3. DIAGONALES HEBEN IM VIERFÜSSLERSTAND

Gehen Sie in den Vierfüßlerstand (auf Knie und Hände). Das gefaltete Handtuch zum Polstern unter die Knie legen. Halten Sie Becken, Schultern und Kopf parallel zum Boden. Dann strecken Sie abwechselnd einen Arm und ein Bein aus, die Ferse des gestreckten Beines zeigt nach hinten, die Zehen zum Boden. Arm und Bein bilden mit dem Rücken eine Linie. Becken und Schultern bleiben parallel zum Boden: Etwa acht Sekunden halten, dann Seitenwechsel. Das erfordert und bringt Kraft!

Hängen Sie nicht in den Schultern, sondern drücken Sie sich aus den Schultern heraus. Der Kopf bleibt in Verlängerung der Wirbelsäule. Atmen nicht vergessen!

Wichtig: XXL-Typen (mit einem BMI von 30 und darüber) lassen diese Übung zunächst aus.

Für einen straffen Bauch

4. SANFTES SEITNEIGEN

Setzen Sie sich aufrecht (noch besser: mit leichter Vorlage) auf einen Stuhl oder einen großen Gymnastikball. Die Beine sind leicht gegrätscht, die Knie über den Füßen. Legen Sie die Fingerspitzen locker an den Hinterkopf, halten Sie die Ellenbogen waagrecht und ziehen Sie die Schultern nach unten. Spannen Sie die Bauchmuskeln (ohne dabei die aufrechte Haltung zu verlassen!), und neigen Sie sich sanft zuerst zu einer Seite, dann zur anderen. Nach einigen Wiederholungen stärker zur Seite neigen. Diese Übung macht auch eine schöne Taille!

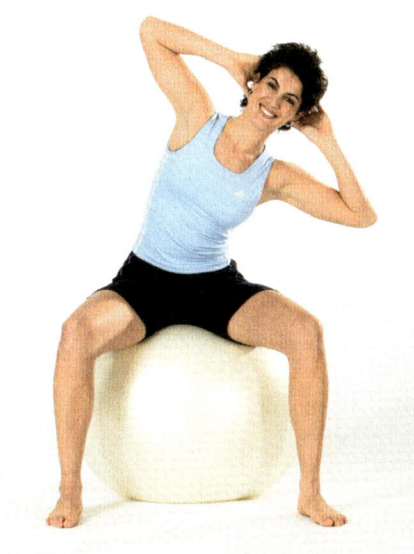

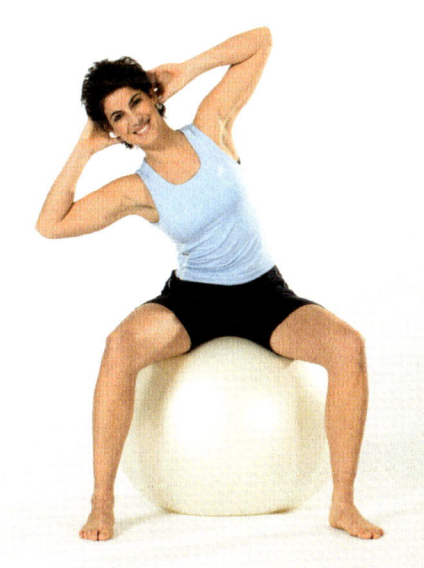

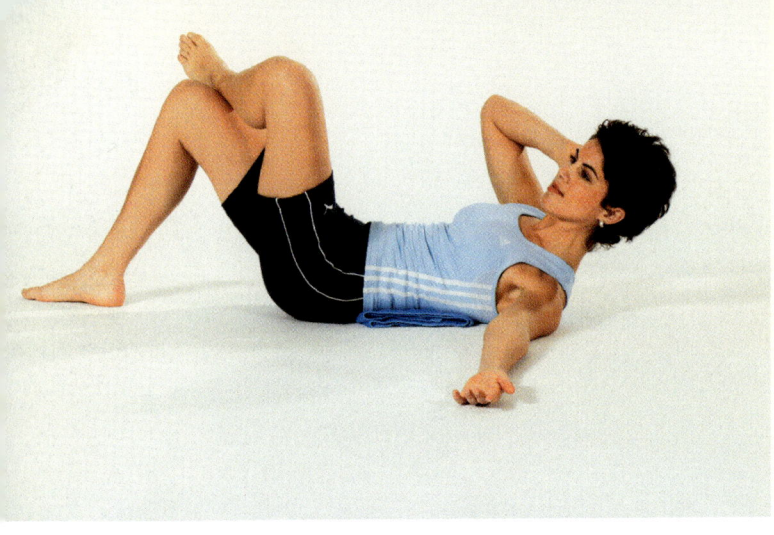

5. SCHRÄGE SIT-UPS

Legen Sie sich auf den Rücken, winkeln Sie die Beine an. Legen Sie das linke Bein (etwas oberhalb des Knöchels) auf das rechte Knie. Die rechte Hand liegt locker am Hinterkopf und stützt den Kopf, der linke Arm liegt im rechten Winkel zum Körper, die Handfläche zeigt nach oben. Bauchmuskeln anspannen, Oberkörper anheben und leicht nach innen (Richtung linkes Knie) drehen, der Ellenbogen bleibt außen. Dabei ausatmen! Das Becken bleibt die ganze Zeit fest am Boden. Langsam wieder senken, einatmen.

Nach dem ersten Satz (10 oder 15 Wiederholungen) Seiten wechseln.

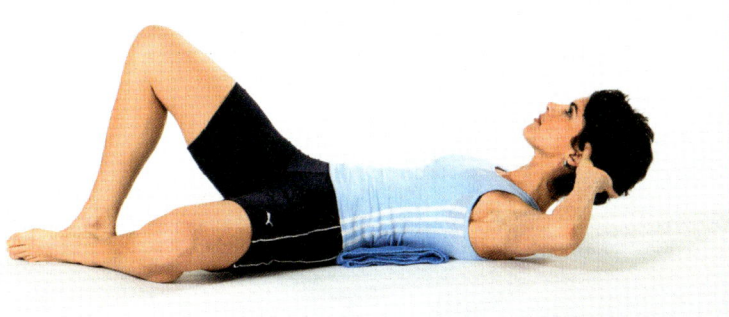

6. SCHMETTERLING-CURL

Sie bleiben in der Rückenlage, die Beine sind angewinkelt. Ein Bein auf die Seite zum Boden sinken lassen, das andere bleibt senkrecht. Die Gesäßmuskeln des aufgestellten Beines anspannen. Das Becken ist leicht gedreht. Die Hände an den Hinterkopf legen, die Ellenbogen zeigen nach außen. Nun Bauchmuskeln anspannen, Oberkörper anheben (dabei ausatmen!) und langsam wieder absenken (dabei einatmen!). Zur Decke schauen, zwischen Kinn und Brust bleibt ein faustbreiter Abstand (Platz etwa für eine Orange). Nach dem ersten Satz (10 oder 15 Wiederholungen) die Lage der Beine wechseln.

Gute Haltung Wichtiger noch als die Zahl der Wiederholungen ist die korrekte Ausführung der Übungen. Können Sie also keine zwei Serien à 10 Wiederholungen durchhalten, starten Sie mit zweimal 8: Die aber dann in perfekter Haltung.

7. ARMHEBEN

Beine in der Rückenlage hüftbreit stellen, die Fersen stemmen in den Boden, die Zehen zeigen zur Decke. Die Arme strecken Sie Richtung Decke, die Handflächen sind gespannt, die Daumen zeigen nach hinten.

Nun im Wechsel ein Schulterblatt anheben, dabei sanft Richtung Decke (aber nicht zu den Ohren) ziehen. Den Kopf dabei mit anheben und angehoben lassen. Merke: Auch kleine Bewegungen können viel bringen!

Rückenstütze

Ein «Lordosekissen» (oder «Lendenlordose-Kissen») unterstützt die Wirbelsäule in Rückenlage. Es kostet rund 13 Euro und ist in Sanitätsfachhäusern erhältlich. Sie können es auch bestellen, zum Beispiel beim AktivShop (Tel. 0180/5 26 26 49, Internetadresse: www.aktivshop.de).

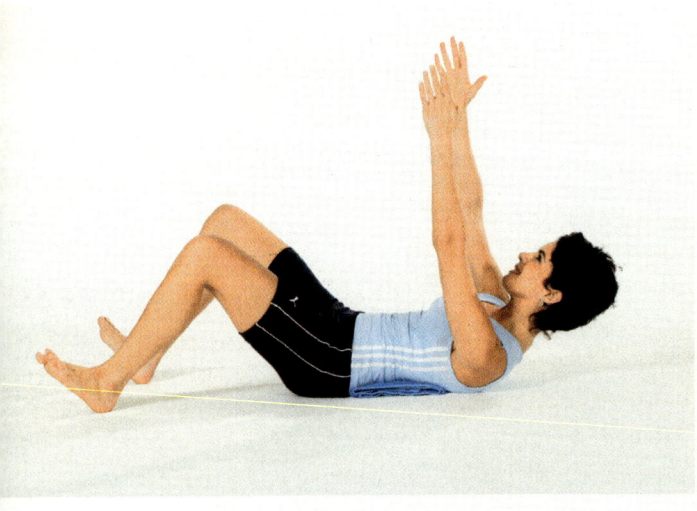

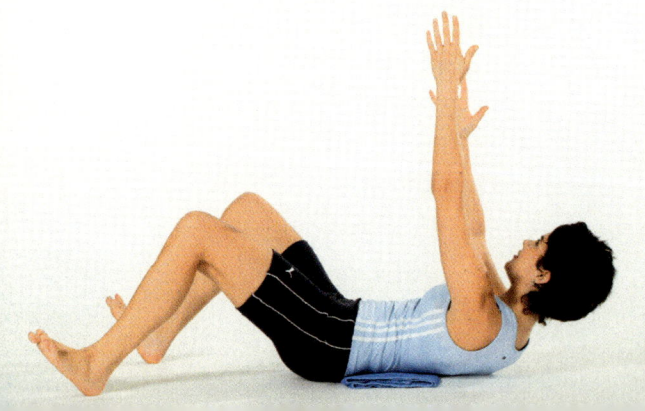

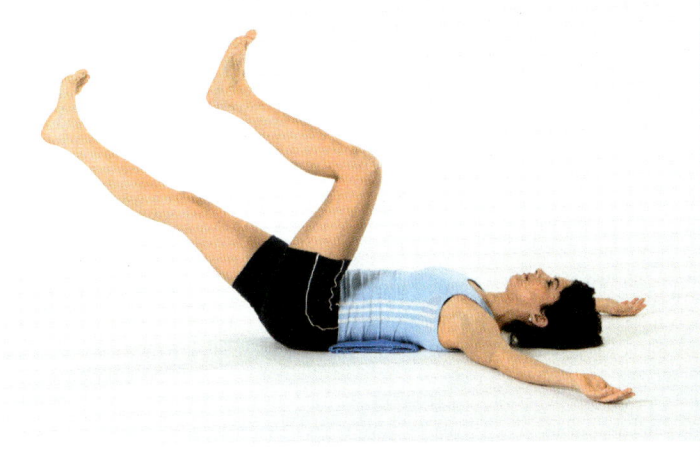

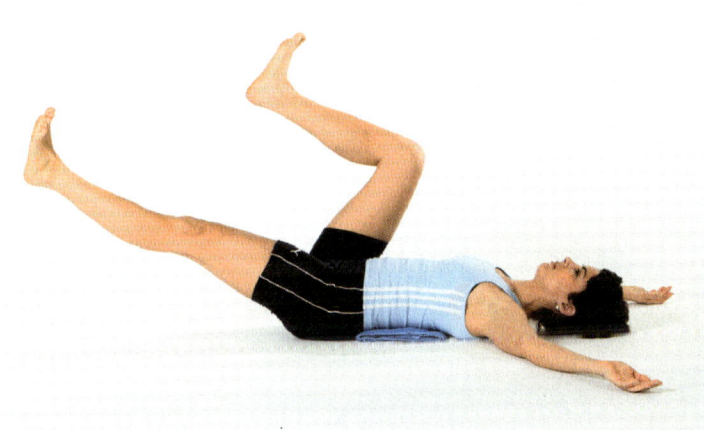

8. HALBER KÄFER

In der Rückenlage die Beine in der Luft anwinkeln, die Oberschenkel sind zwischen Hüfte und Brustbein (etwas weniger als 90 Grad zum Oberkörper). Die Arme liegen ausgestreckt über dem Kopf. Die Bauchmuskeln sind gespannt. Nun ein Bein schräg Richtung Decke ausstrecken, das andere halten Sie angewinkelt in der Luft. Abwechselnd rechtes und linkes Bein strecken. Langsam und kontrolliert arbeiten und das Atmen nicht vergessen.

Tipp: Je näher über dem Boden das Bein ausgestreckt wird, desto anstrengender. Anfänger/innen machen es sich leichter, indem sie das Bein weiter Richtung Decke strecken.

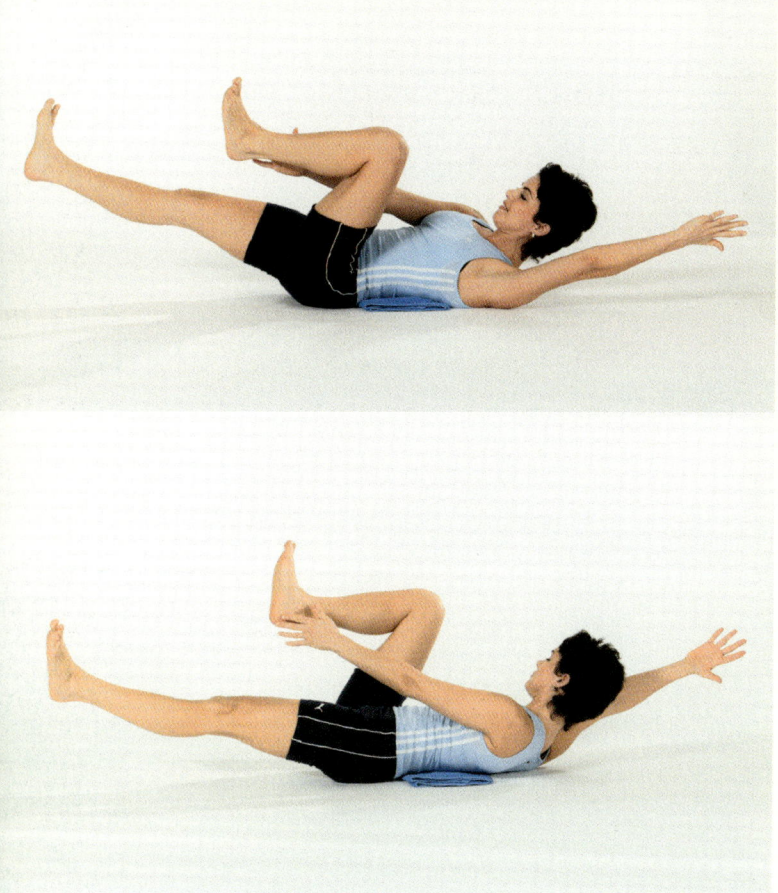

9. KÄFER

Die Beine wie beim «halben Käfer» in der Luft anwinkeln, dabei einen Arm über den Kopf (Daumen nach unten) heben, den anderen zur Seite (Daumen oben) strecken. Nun abwechselnd das linke und rechte Bein ausstrecken, immer im Wechsel mit den Armen – linken Arm und rechtes Bein strecken und umgekehrt. Beim Wechsel die vordere Hand diagonal zum gebeugten Knie führen. Arme und Hände sind angespannt, der Bauch ist lang und gespannt, das Brustbein aufgerichtet.

Dehnen und Entspannen

Geschafft! Nun kommt der angenehme Teil: die sanfte Dehnung und Entspannung. Dazu nochmal vier Übungen.

Zur Erinnerung: Eine Dehnung ist dann richtig, wenn sie gut zu spüren ist, aber nicht schmerzt. Tut es weh, geben Sie dem Zug etwas nach, bis es angenehm für Sie wird.

Expertentipp «Musik kann die Bewegung unterstützen, sollte aber nie den Ton angeben. Für das Stretchen und Entspannen empfehle ich langsame Musik, zum Beispiel von Tony O'Connor Music for Relaxation – Rainforest Magic oder Aeoliah Angel Love II.»
Petra Otto, Gymnastiklehrerin

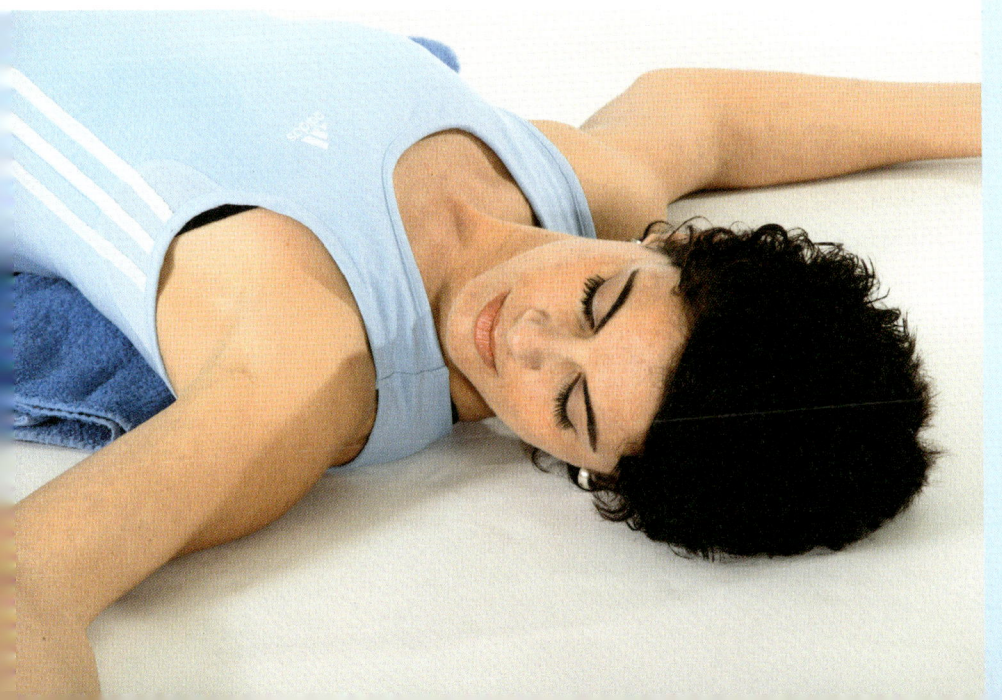

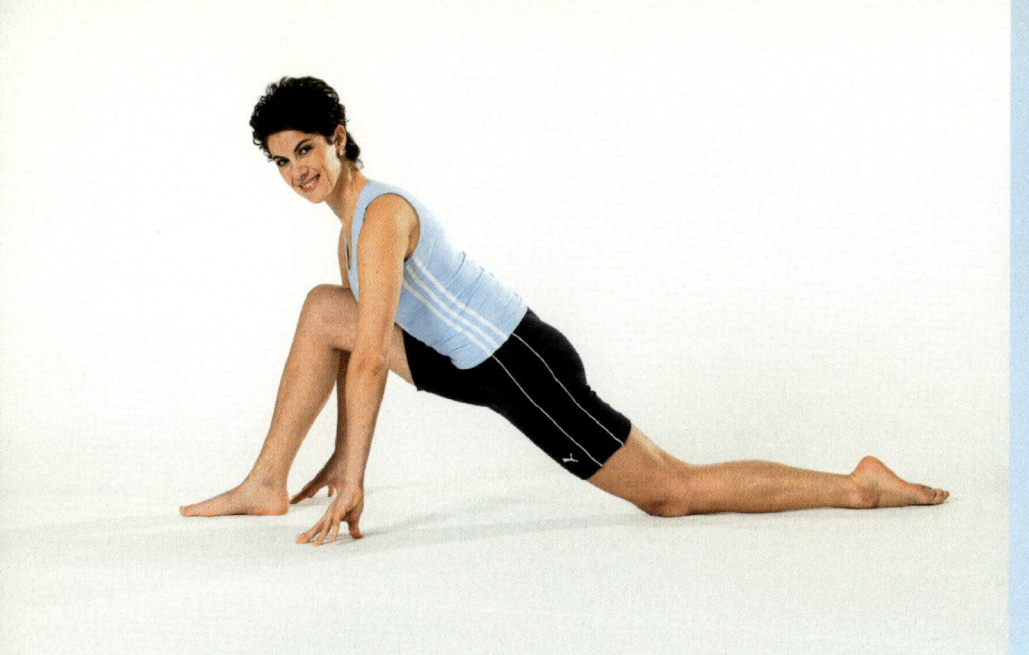

1. DEHNUNG
FÜR DEN HÜFTBEUGER

Machen Sie einen großen Schritt nach hinten, dabei das Knie des hinteren Beins senken, bis es den Boden berührt (das Handtuch dient als weiche Unterlage!). Das vordere Knie bleibt über dem Fuß. Eventuell müssen Sie dazu noch ein Stück weiter nach hinten rutschen, dabei gut mit den Händen abstützen. Nun spüren Sie in der Hüfte eine sanfte Dehnung. In dieser Position etwa 20 Sekunden bleiben, bevor Sie die Seiten wechseln.

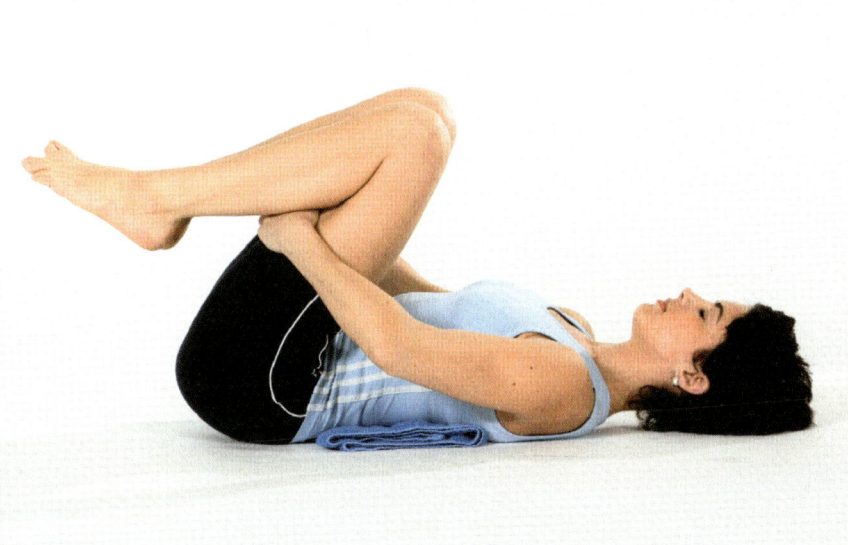

2. DEHNUNG
UNTERER RÜCKEN

Sie liegen auf dem Rücken und ziehen die Beine nacheinander an den Bauch, die Knie sind etwas über hüftbreit auseinander. Nun umfassen Sie die Oberschenkel von hinten, ziehen die Beine noch ein wenig weiter an den Bauch, bis Sie eine sanfte Dehnung im Po und im unteren Teil des Rückens spüren. Die Schultern bleiben entspannt. Bleiben Sie etwa eine halbe Minute so liegen und atmen Sie tief in die gedehnten Partien. Zur Unterstützung können Sie bei dieser und den nächsten Übungen ein Handtuch oder das Lordosekissen unter die Wirbelsäule legen.

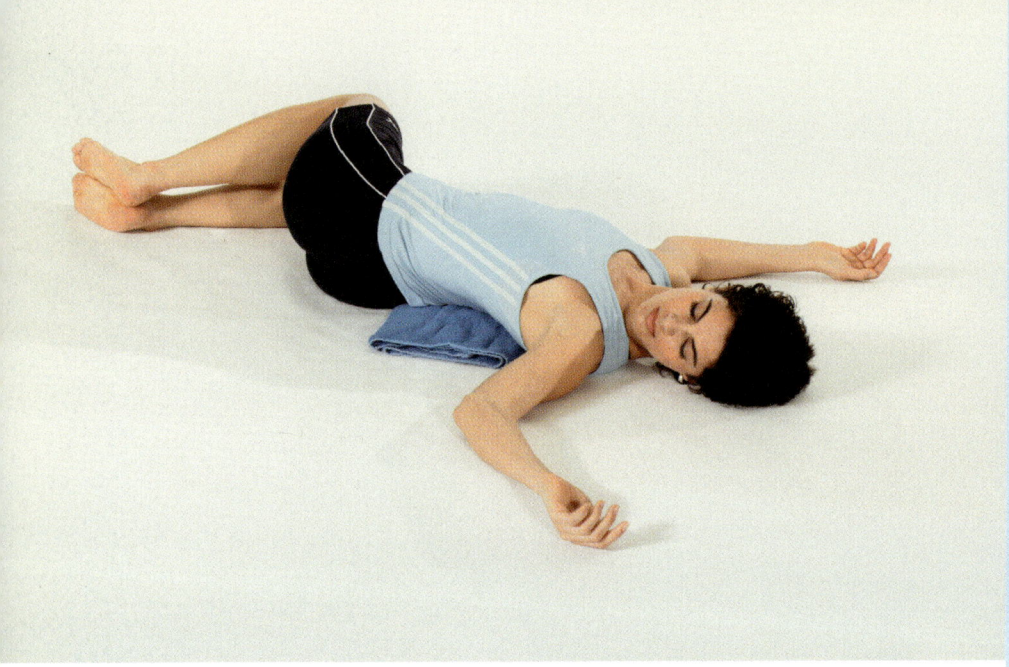

3. DEHNUNG SCHRÄGE BAUCHMUSKULATUR

Bequem auf dem Rücken liegen, die Beine aufstellen, die Füße stehen dicht beieinander und parallel. Nun die Knie auf eine Seite sinken lassen, dann den Kopf vorsichtig zur anderen Seite drehen. Entspannen. Nach etwa 20 Sekunden zuerst den Kopf wieder zur Mitte rollen, dann die Knie mit Hilfe der Bauchmuskeln zurückbringen. Zur anderen Seite wiederholen.

Tipp Je genauer die Knie übereinander bleiben, desto stärker ist die Dehnung!

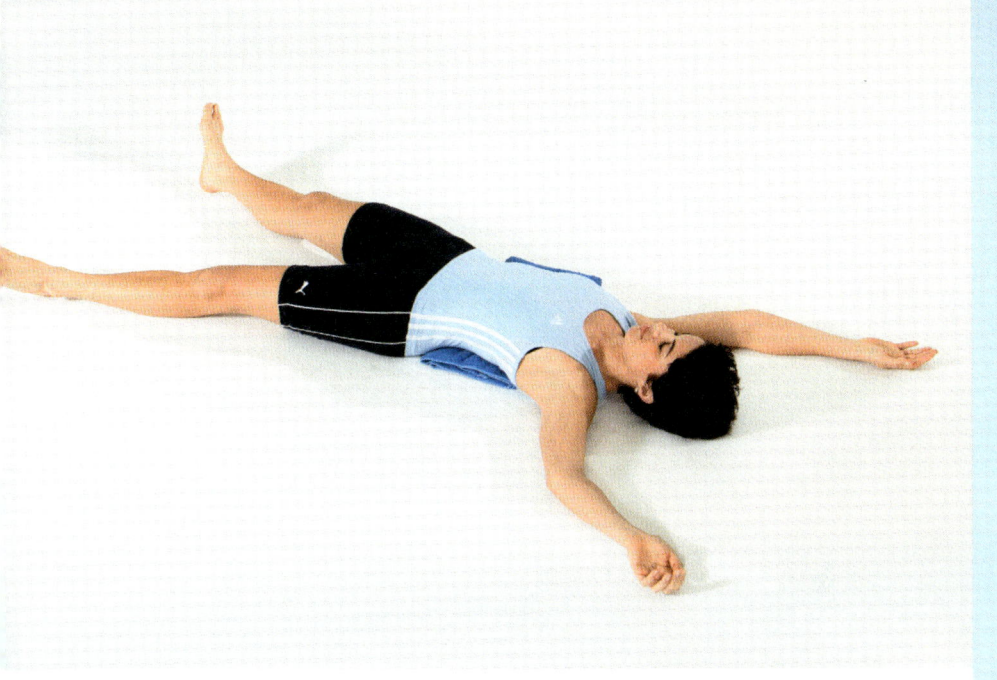

4. DEHNUNG GERADE BAUCHMUSKULATUR

In der Rückenlage ganz ausstrecken, Arme über den Kopf, Schultern entspannen. Den Atem bewusst bis in den Bauch fließen lassen. Entspannen und genießen! Zum Aufstehen auf die Seite rollen und rückenschonend über die Seite aufstehen. Zum Abschluss machen Sie eine erfrischende Atemübung, zum Beispiel das folgende Energie-X.

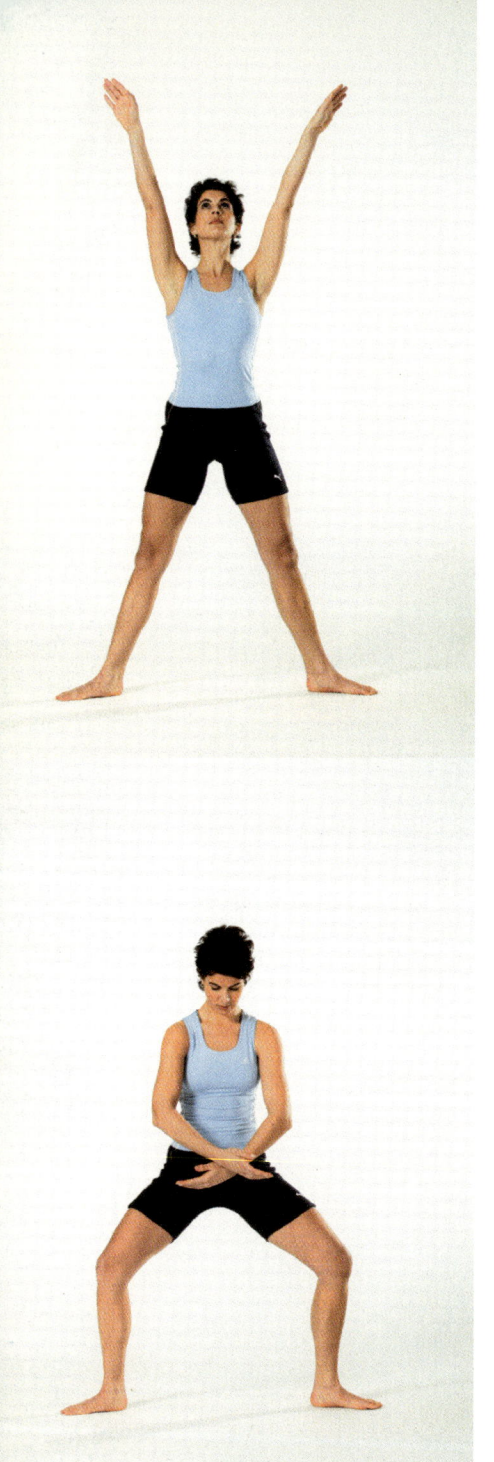

DAS ENERGIE-X

Stellen Sie sich aufrecht hin, die Beine sind leicht gegrätscht. Mit dem Einatmen die Arme über die Seiten nach oben führen und dabei den Körper strecken. Mit dem Ausatmen die Arme über die Seiten wieder senken, dabei leicht in sich zusammensinken und den Rücken rund werden lassen. Die Übung dreimal wiederholen.

Speziell für den schlaffen Bauch: Beckenboden-Übungen

Entscheidend für die weichen, schwachen Bauchtypen ist der systematische Aufbau von unten. Dabei muss zuerst die Beckenbodenmuskulatur und anschließend die Bauch- und Rückenmuskulatur gekräftigt werden.

Meist sind mangelnde Bewegung, falsches Training oder eine Schwangerschaft die Ursache für einen schwachen Beckenboden. Auch Männer können davon betroffen sein.

Ein Test: Können Sie Ihr bestes Stück – im erregten Zustand – in der Vertikalen bewegen? Ist das nicht der Fall, sollten Sie Ihre Beckenbodenmuskulatur trainieren! Das stärkt nicht nur Ihre Bauchmuskeln, auch Ihr Liebesleben wird davon profitieren.

Für Frauen gilt: Wenn Sie gerade ein Kind geboren haben, zeigen Ihnen Hebammen die richtigen Übungen für die Rückbildungsgymnastik. Zusätzlich werden spezielle Rückbildungskurse angeboten, für die Sie sich regelmäßig Zeit nehmen sollten. Machen Sie diese Übungen konsequent! Die Rückbildungsgymnastik ist nicht nur wichtig für die Figur,

sondern erhöht Ihre Lebensqualität: Damit Sie auch morgen noch unbeschwert niesen und lachen können.

Expertentipp «Eine kräftigende Gymnastik für die Bauchmuskeln hat ihren Ursprung immer im Beckenboden. Das heißt nach einer Geburt: Erst wenn Sie Ihren Beckenboden in seiner Spannkraft wieder regulieren können, dürfen Sie die schrägen, später auch die geraden Bauchmuskeln trainieren. Meist ist das nach etwa drei Monaten möglich.»
Petra Otto, Gymnastiklehrerin

Wenn Sie zu den schlaffen Bauchtypen zählen, nehmen Sie die zwei folgenden Übungen in Ihr Programm auf. Machen Sie diese täglich, auch wenn Sie wenig Energie für weitere Aktivitäten haben.

Nach einer Geburt beginnen Sie zunächst mit diesen Übungen (sobald ein eventueller Dammschnitt verheilt ist), bevor Sie Ihre Bauch-

muskeln wieder trainieren. Lassen Sie sich nicht entmutigen, auch wenn die Übungen zunächst ungewohnt erscheinen. Lernen Sie Ihren Beckenboden kennen und üben Sie die bewusste Anspannung. Es lohnt sich!

Wiederholungen: Anfänger/innen starten mit zwei Serien à 10 Wiederholungen und steigern sich auf dreimal 10 (siehe Seite 89).

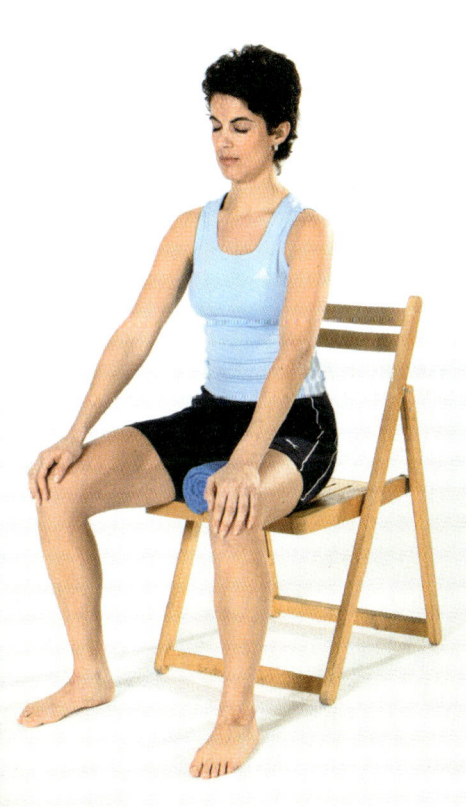

1. REITERSITZ

Setzen Sie sich aufrecht auf einen Stuhl, auf den Sie zuvor in Längsrichtung eine feste Handtuchrolle gelegt haben. Das fühlt sich zwar komisch an, verdeutlicht aber den Muskelbereich, um den es geht. Während des Ausatmens umschließen Sie nun das Handtuch mit Ihren Beckenbodenmuskeln, als ob Sie es sanft in sich aufsaugen wollten. Die Oberschenkel und Gesäßmuskeln dabei möglichst locker lassen. Ein paar Sekunden halten, weiteratmen und langsam wieder sinken lassen. Doppelt so lange ausruhen.

Buchtipp Mehr über den Beckenboden und viele praktische Übungen erfahren Sie im Buch «Das sanfte Beckenbodentraining» von Petra Otto. (Literaturtipps, S. 168)

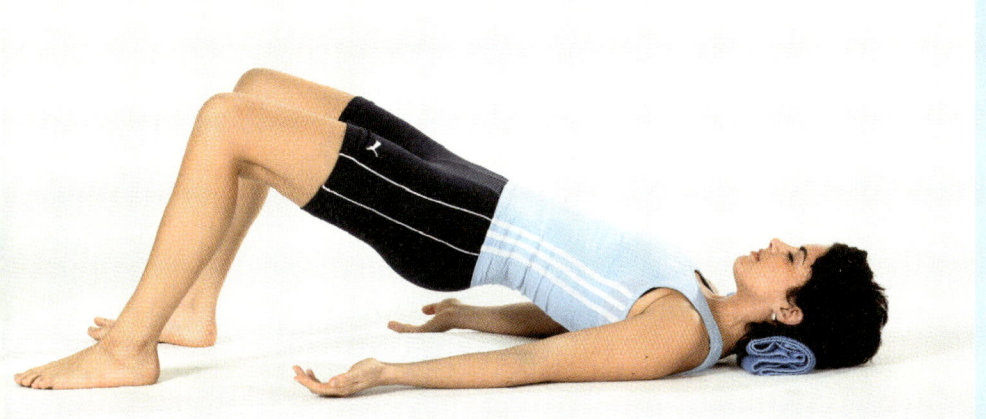

2. BECKENSCHUB

Legen Sie sich auf den Rücken, die Beine sind angewinkelt und mehr als hüftbreit auseinander gestellt. Während des Ausatmens stemmen Sie die Füße in den Boden, ziehen den Beckenboden von unten her ein und heben gleichzeitig das Becken langsam an, bis die Hüfte gestreckt ist. Die Spannung ein paar Sekunden halten und dabei weiteratmen. Anschließend langsam wieder zum Boden absenken, Anspannung lösen und doppelt so lange ausruhen. Durch diese Übung wird der «Ansaugmechanismus» des Zwerchfells ausgenutzt. Gleichzeitig werden Po und Oberschenkel trainiert.

Wenn Sie die Beckenbodenübungen in das Muskeltrainingsprogramm integrieren wollen, machen Sie diese Übungen nach den neun Power-Übungen. Wer – kurz nach einer Geburt – noch kein Bauchmuskeltraining machen sollte, schließt sie direkt nach den Rückenübungen an. Dann folgen die vier Dehnübungen und zum Abschluss das Energie-X.

Checkliste
Das Übungsprogramm für die Kraft

→ Warm-up: 10 Minuten zum Aufwärmen

→ 15 Minuten Power: Die neun Kraftbringer für Rücken und Bauch

→ Für schlaffe Bauchtypen: Ihre zwei Zusatzübungen!

→ Viermal sanfte Dehnung: 5 Minuten zur Entspannung

→ Die aktivierende Atemübung zum Schluss

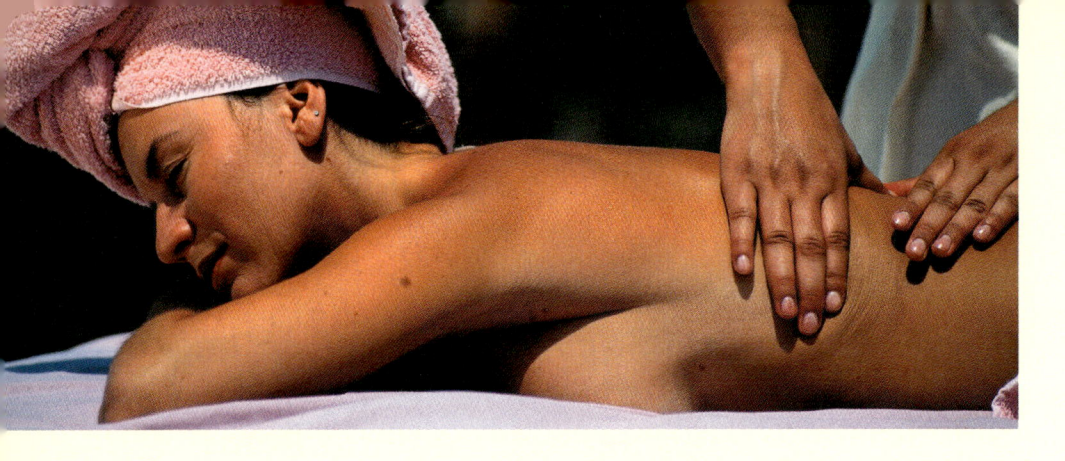

Massage und Kosmetik

Streicheleinheiten für die straffe Mitte

Creme schmilzt natürlich kein Fettpolster. Dennoch ist die Wirkung nicht zu unterschätzen: Die Haut wird von außen unterstützt, sie bleibt geschmeidig und elastisch, sanft und streichelzart. Wichtig dabei, genau wie bei allen anderen Aktivitäten für den schlanken Bauch: Regelmäßigkeit und System. Also lieber täglich zehn Minuten massieren als einmal in der Woche eine halbe Stunde.

Kurzes Kneipp-Programm

Am wirkungsvollsten ist die Kur, wenn Sie sich täglich Zeit dafür nehmen. Gut geeignet ist der Morgen, denn dieses Programm pflegt nicht nur, sondern es aktiviert und macht munter.
Beginnen Sie mit einer Massage.

Verwenden Sie dazu eine weiche Körperbürste, mit der Sie zuerst die Beine, dann Po, Bauch und Hüften massieren – dabei immer von unten nach oben kreisend massieren. Statt der Körperbürste können Sie auch spezielle Massagehandschuhe oder einen Massageroller verwenden. Bürsten Sie den Bauch – den Nabel aussparen! – immer im Uhrzeigersinn. Das fördert die Durchblutung von Haut und Bindegewebe, und die Haut wird optimal auf die folgende Pflege vorbereitet.

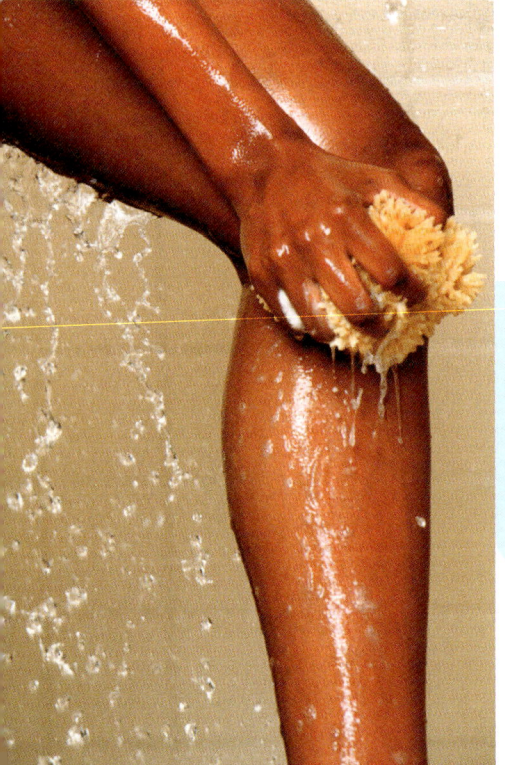

Gut gegen Cellulite! Unser kleines Bauchprogramm strafft ganz nebenbei Po und Oberschenkel und wirkt damit der lästigen Cellulite entgegen!

110

Nun kommt als zweiter Schritt des kleinen Kneipp-Programms eine Wechseldusche – eine heiße Dusche, die Sie dreimal durch einige Sekunden Kaltbrausen unterbrechen. Der Temperaturwechsel bringt Ihren Kreislauf in Schwung und regt die Durchblutung der Haut an. Brausen Sie dazu mit der Handbrause (ideal ist ein Duschkopf mit Massagefunktion) beide Beine, mit rechts beginnend, einzeln ab: jeweils von unten nach oben, zuerst entlang der Außenseiten, dann entlang der Innenseiten, dann folgen Po und Bauch. Beenden Sie die Wechseldusche mit einem kalten Guss.

Bewährte Therapie
Kuren nach Pfarrer Sebastian Kneipp sind wieder topaktuell. Denn Wechselduschen sind nicht nur toll für die Haut: Die Temperaturreize steigern nachweislich die Immunabwehr und härten ab.

Nachdem Sie sich sorgfältig abgetrocknet haben, folgt der dritte Schritt – das pflegende und straffende Öl beziehungsweise die Lotion. Damit den Bauch (eventuell auch Po und Oberschenkel) sorgfältig einreiben, dabei wieder im

Uhrzeigersinn kreisen. Wer mag, kann das kleine Programm mit eine Zupfmassage abschließen: Die Haut partienweise zwischen Daumen und Zeigefinger heben und wieder fallen lassen. So den gesamten Bauch, Taille und Hüften behandeln, bis sich die Haut leicht rötet und gut durchblutet ist.

Wenn's schnell gehen muss
Wer morgens nur wenig Zeit hat, kann die Massage unter die Dusche verlegen: Ideal dafür sind spezielle synthetische Massagehandschuhe, die Nässe gut vertragen und schnell trocknen. Massieren Sie den Bauch im Uhrzeigersinn und cremen Sie sich danach gründlich ein, um das Austrocknen der Haut zu vermeiden.

Welches Öl?

Welches Produkt Sie verwenden, hängt von Ihrem Hauttyp und Ihrem Geldbeutel ab. Wer mag, kann sich ein individuelles Massageöl selbst mischen; Basisöle (z. B. reines Mandel- oder Jojobaöl) werden dafür mit wenigen Tropfen ätherischem Öl angereichert (Rezepte und Öle gibt's im Bodyshop). Orangenöl soll die Durchblutung fördern und den Geist anregen. Auch Rosmarin stimuliert und kräftigt die Haut. Reine pflanzliche ätherische Öle wirken immer auch auf die Sinne.

Extra für Ihn

Schon lange wissen wir: Kosmetik ist kein Privileg der Frauen mehr. Gezielte Pflege tut auch Männern gut, und Streicheleinheiten können keinem Bauch schaden. Schließlich sind Sie auf dem besten Weg, Ihre Taille wiederzugewinnen und Ihre Körpermitte wieder rundum zu mögen. In den Beauty-Instituten der USA war bereits 2000 jeder dritte Kunde männlichen Geschlechts. Und die Zahl der Männer, die sich verwöhnen lassen wollen, steigt stetig.

Auch bei den Schönheitsoperationen nimmt die Zahl der Männer zu. Verlockend klingen die Versprechungen der Chirurgen: Körper-Straffung, Body-Sculptu-

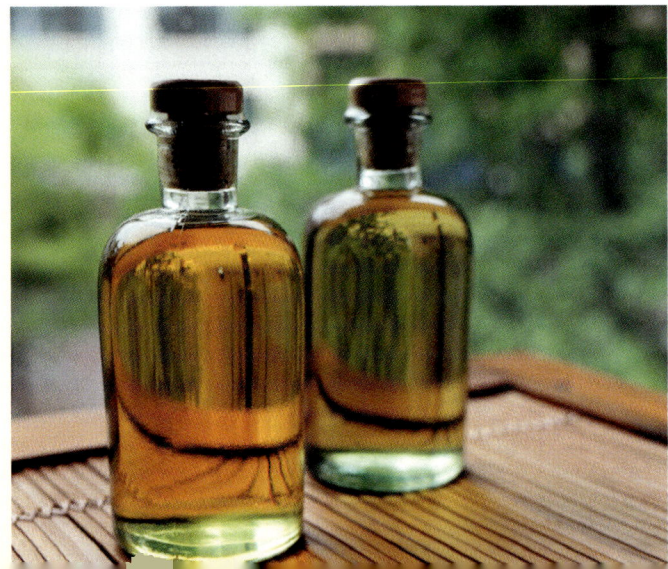

ring im Handumdrehen – sich das Fett absaugen zu lassen ist IN. Doch diese Methode, dem Bauch zu Leibe zu rücken, ist nicht zu empfehlen. Zum einen können nur begrenzte Fettpolster entfernt werden; ein Trommelbauch, bei dem das Fett vor allem zwischen den Organen sitzt, lässt sich nicht absaugen. Zum anderen sind die Kosten erheblich und die Risiken nicht zu unterschätzen. Selbst die Ergebnisse sind nicht immer zufriedenstellend, Asymmetrien sind an der Tagesordnung. Nur sehr erfahrene Operateure schaffen es, das dick aufgepumpte Gewebe (vor dem Fettabsaugen wird das Gewebe mit mehreren Litern wässeriger Lösung betäubt und aufgelockert) gleichmäßig zu bearbeiten. Was dabei mit Ihrem Bauch passiert, haben Sie nicht in der Hand. Über Ihr Trainings- und Pflegeprogramm haben Sie dagegen volle Kontrolle. Also haben sie besser etwas Geduld und schätzen die kontinuierlichen Erfolge unseres Bauch-Weg-Programmes. Mit der richtigen Pflege können Sie das Ergebnis schön unterstützen.

For men only!

Gerade nach dem Duschen sollten Sie darauf achten, dass Ihre Haut gut versorgt wird. Dazu eignen sich je nach Hauttyp und Jahreszeit Körperlotionen oder – öle. Viele Produkte mögen Männer genau wie Frauen, andere sind speziell für ihn konzipiert.
Extra für Ihre straffe Mitte wurde ein eigenes Produkt entwickelt: Das Gel «Abdosculpt» enthält Koffein und Kola-Nuß, die den Abtransport von Fetten unterstützen sollen. Mit dem Wirkstoff Rutin soll die Ansammlung von Glukose gehemmt werden. Ginseng wiederum belebt und strafft. Das Gel duftet männlich herb und zieht schnell ein. Es wird direkt nach der Dusche oder dem Sport am Bauch eingerieben. Doch wie auch der Hersteller erkannt hat: Natürlich ersetzt dieses Produkt nicht den Sport und die richtige Ernährung, sondern soll ergänzend dazu angewandt werden (von Biotherm, circa 30 Euro).

Intensivpflege für zwischendurch

Die morgendliche Pflegerunde macht gute Laune und hält die Haut straff und frisch. Wer zwischendurch oder zum Start seiner Bauch-weg-Kur noch mehr tun möchte, kann ein Körperpeeling einlegen, die Durchblutung mit Eis anregen oder an einem faulen Bummeltag einen Bauchwickel machen.

Die Rubbelkur

Mischen Sie eine Hand voll Meersalz mit etwa zehn Milliliter Zitronenöl (ein neutrales Massageöl mit fünf Tropfen reinem ätherischen Zitronenöl verrühren). Mit dieser Mixtur den Bauch in leichten, kreisförmigen Bewegungen im Uhrzeigersinn abreiben. Das prickelt schön, regt die Hautdurchblutung an, entfernt Hautschüppchen und unterstützt den Stoffwechsel der Haut. Die Mineralsalze und Spurenelemente des Salzes stärken das Bindegewebe, das Zitronenöl erfrischt die Sinne und macht auch trockene Haut wieder geschmeidig. Danach abduschen, gut abtrocknen und eventuell mit einer Körperlotion eincremen.

Wer keine Lust zum Selbermixen hat, kann erfrischende Körperpeelings auch in der Drogerie kaufen.

Schwitzbäder Angenehm und effektiv sind Sauna, Dampfbad, Rasul oder Hamam. Schlank kann man sich zwar nicht schwitzen, denn die verlorene Flüssigkeit wird beim Trinken sofort wieder ersetzt. Doch der Stoffwechsel wird optimal angeregt, die Haut zart und geschmeidig.

Die Eispackung

Gegen schlaffe Haut rund um den Nabel hilft Eiseskälte. Nehmen Sie – am besten abends kurz vor dem Schlafengehen – einige Eiswürfel aus dem Eisfach, packen Sie sie in einen Waschhandschuh und reiben Sie damit zügig über den Bauch. Danach mit einen Frotteehandtuch trocken reiben und ab ins Bett. Der Eiskick sorgt für einen regelrechten Straffungsschub, der Stoffwechsel wird angeregt. Wer keine Lust auf die Feuchtigkeit hat, kann auch einen

Eispack (aus der Apotheke) benutzen, der natürlich zuerst im Gefrierfach gefroren werden muss.

Der Kitzbüheler Wickel

Eine Schönheitsfarm im österreichischen Kitzbühel meldet Sensationserfolge mit einer Wickelkur. Mit Wärme, Kräutern und Druck via «Figurform-Manschetten» geht es den Fettzellen an den Kragen.

Hier eine Variante für zu Hause: Zuerst 15 Minuten ins 36 Grad warme Badewasser legen; ein idealer Badezusatz enthält Heublumen, Efeu und Algen. Dann die Temperatur allmählich auf 39 Grad erhöhen. Gut abtrocknen.

Je zehn Tropfen reines ätherisches Öl von Rosmarin, Zitrone und Lavendel in etwa zehn Milliliter neutralem Öl verrühren (z. B. Sonnenblumenöl), die Mischung in eine Schale mit warmem Wasser geben. Ein Handtuch darin tränken und straff um den Bauch legen. Frischhaltefolie, ein zweites, trockenes Handtuch und eine Decke drumwickeln und 40 Minuten ruhig hinlegen. Auswickeln, dann lauwarm und danach kalt duschen!

Den Wickel maximal zweimal pro Woche anwenden. Das Ergebnis der Prozedur: Angenehme Entspannung und – laut Schönheitsfarm! – ein bis zwei Zentimeter Umfangverringerung. Probieren Sie's aus.

Checkliste Kosmetik
→ Wechselduschen zum Start am Morgen
→ Kreisende Massage mit einer Körperbürste
→ Einreiben mit Körperlotion oder straffendem Öl
→ Zupfmassage zum Abschluss
→ Extras nach Lust und Laune: Peeling, Eiskick, Kitzbüheler Wickel

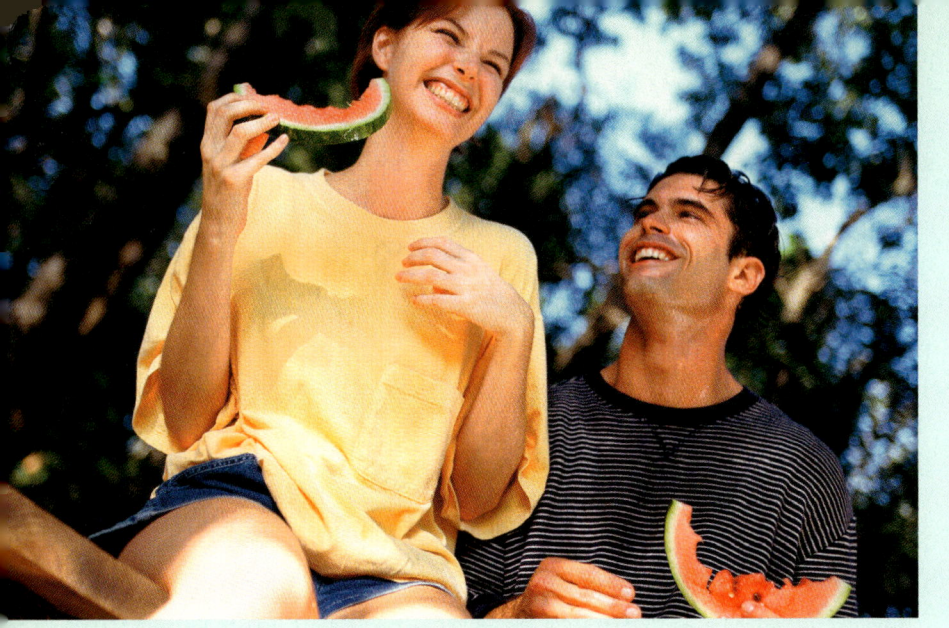

Leichter essen

Gesund genießen

Ausdauertraining und Power-Übungen wirken noch besser, wenn Sie gleichzeitig Ihre Ernährung umstellen. Dafür müssen Sie nicht hungern oder fasten; Sie sollten lediglich auf vollwertige, nährstoff- und ballaststoffreiche Kost achten und Fett vermeiden.

Vergessen Sie Diäten!

Bewegung und ein sportlich aktives Leben sind das Wichtigste, wenn Sie Ihre Figur nachhaltig verbessern wollen.

Neben der Ausdauerkondition, die den Stoffwechsel anregt und damit den Fettabbau beschleunigt, trainieren wir unsere Muskeln, denn sie sind die aktiven Langzeit-Fettfresser – dies sind also zwei hervorragende Maßnahmen auf dem Weg zum schlanken Bauch. Doch die Effektivität unseres Schlanker-Bauch-Programms können wir noch zusätzlich steigern, indem wir unsere Ernährung der neuen Lebensweise anpassen.

Nein, jetzt kommt nicht die fünfhundertste Idealdiät; kein magisches Müsli und keine Turbodiät nach Art der Hollywood-Stars. Wir wollen uns nicht kasteien und dauernden Verzicht üben, ebenso wenig haben wir Lust und Zeit, ständig mit Kalorientabelle und Waage zu hantieren. Stattdessen lernen wir, richtig und gut zu essen. Das heißt: Wir wählen Speisen aus, die uns nicht belasten und dennoch lange satt machen. Die für angenehme Verdauung und schöne Haut sorgen und die natürlich alle Nähr- und Vitalstoffe enthalten, die wir für ein aktives Leben brauchen.

Schritt für Schritt werden wir unsere Ernährungsgewohnheiten untersuchen und sie langsam, aber stetig verbessern. Denn das Ziel ist klar: Wir wollen fit, aktiv und beweglich werden.

Das Fett soll weg Die meisten Bäuche sind nicht nur durch zu wenig Sport und eine schlechte Haltung entstanden, sondern vor allem durch eine falsche Ernährung. Ganz bestimmt zu viel Fett angesetzt haben die Träger der Kugel-, Trommel- und Pummelbäuche. Dieses Fett wollen wir reduzieren.

Warum FdH
nicht funktioniert

Lange galt die Empfehlung: FdH, also «Friss die Hälfte». Dieser Tipp folgte der einfachen Theorie: Zu viel essen macht dick, je weniger ich esse, desto mehr nehme ich also ab. Auf dieser falschen Annahme basierten viele Diätprogramme: 1000 oder 800 Kalorien (kcal)* am Tag, 800 kcal oder gar noch weniger.

Die Theorie ist falsch.

→ Sie verkennt die Funktionsweise unseres Körperfettes.
→ Sie zwingt uns zu hungern.
→ Sie kann uns krank machen, da wichtige Nährstoffe fehlen.
→ Sie verwechselt Gewichts- mit Fettreduktion.
→ Sie sorgt dafür, dass der Stoffwechsel noch träger wird.

Dass der Körper in der Lage ist, überschüssige Energie in Form von Fett zu speichern, ist an sich ein sehr sinnvoller Mechanismus. Ohne die Möglichkeit, Fettpolster anzulegen, hätte die Menschheit wohl kaum überleben können. Denn erst im ausgehenden

* Wir sprechen im Weiteren der Einfachheit halber von Kalorien. Natürlich sind dies jeweils Kilokalorien, abgekürzt kcal.

20. Jahrhundert steht das ganze Jahr über ausreichend Nahrung zur Verfügung – und selbst das nur zu Friedenszeiten und nur in der westlichen Welt. Noch heute gibt es Länder, in denen Fettpolster als Zeichen von Wohlstand gelten und bei Bräuten gerne gesehen werden. Ein bestimmtes Maß an Körperfett sichert die Fortpflanzung: Sind die Frauen zu mager, ist mit Hormonstörungen und Unfruchtbarkeit zu rechnen.

Kluge Natur Ein natürlicher Mechanismus der Natur: Ist die Frau zu mager, bleibt der Eisprung aus. Denn in Notzeiten soll sie nicht auch noch mit einer Schwangerschaft belastet werden.

Mit einer ordentlichen Fettschicht auf den Rippen konnten unsere Vorfahren längere Wanderzeiten auf der Suche nach wildreicheren oder fruchtbareren Gegenden überstehen, genau wie harte Winter mit schlecht gefüllten Vorratskellern. Denn Fett speichert Energie, und zwar rund 7000 Kalorien pro Kilo. Fein säuberlich in den Fettzellen angelegt für schlechte Zeiten.
Die Versprechen vieler Diäten sind denn auch völlig überzogen.

Ernährungswissenschaftler Professor Michael Hamm: «Fünf Kilogramm in sieben Tagen abzunehmen ist ganz unmöglich. Denn jedes Kilogramm Körperfett hat einen kalorischen Gegenwert von circa 7000 Kalorien. Selbst wenn man gar nichts essen würde, benötigt man gut drei Tage bei leichter körperlicher Aktivität, um diese Energiemenge umzusetzen. Um tatsächlich fünf Kilo Fettgewebe abzunehmen, müsste man also 15 Tage lang komplett fasten.»

Ein negativer Mechanismus

Angenommen, unser diätwilliger Mensch entzieht dem Körper Energie, indem er beinhart abgezählte 800 Kalorien pro Tag isst, obwohl er etwa 2500 braucht. Dann geht der Körper zunächst nicht an die sorgsam angelegten Notreserven, sondern beginnt erst einmal zu sparen. Er fährt seinen Stoffwechsel herunter, denn es könnte ja noch schlimmer kommen. Weniger verbrauchen, heißt die Devise.

Der Mensch wird durch strenge Diäten matt und fühlt sich schwach. Er möchte sich noch weniger bewegen, um Energie zu sparen. Zudem friert er, was alle, die schon einmal gefastet haben, kennen. Am liebsten würde er sich in eine Decke einwickeln und auf der Couch zusammenrollen.

Dicke Deutsche Normalgewichtige sind in Deutschland inzwischen in der Minderheit. 67 Prozent der Männer und 52 Prozent der Frauen sind übergewichtig, wie das Diabetes-Forschungsinstitut in Düsseldorf feststellte. Die Zahl der Kinder und Jugendlichen mit Übergewicht hat sich in den vergangenen zwanzig Jahren sogar verdoppelt.

Zu wenig Bewegung in Kombination mit dem fehlenden Brennstoff fördert einen weiteren negativen Mechanismus: Wir bauen Muskeln ab. Denn der Körper braucht ständig schnell verfügbare Energie. Sind durch die strenge Diät zu wenig Kohlenhydrate (Zucker und Stärke) vorhanden, greift der Körper – bevor er an seine Fettspeicher geht – erst einmal auf eine andere Energiequelle zurück: Er bedient sich des vorhandenen Eiweißes aus dem Muskel und verwandelt es in Kohlenhydrate und damit in leicht zugängliche Energie.

Liefert die Diät auch noch zu we-

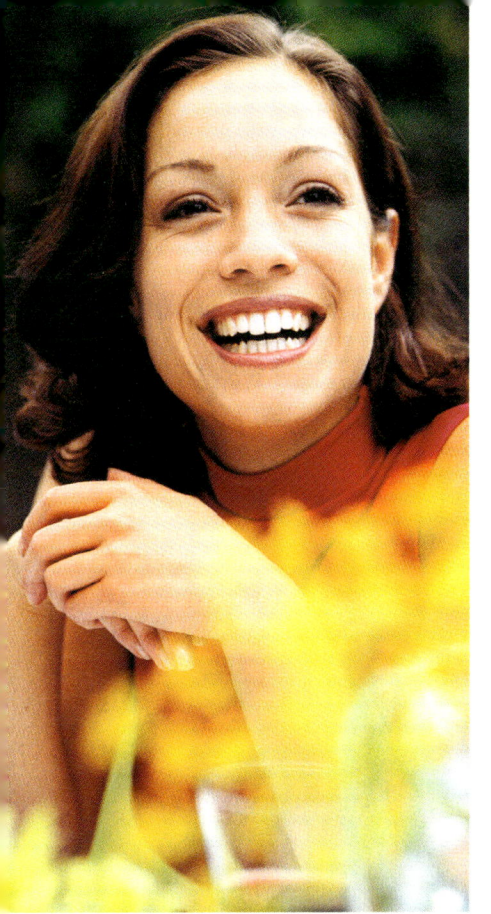

nig Eiweiß, greift der Körper die kostbaren Muskeln zusätzlich an, um seinen ständigen Aminosäurebedarf zum Aufbau von Eiweiß zu decken. Denn Eiweiße (Proteine) benötigt der Körper laufend für Reparaturarbeiten und die Immunabwehr. Die Fettpolster dagegen werden nur sehr zögerlich angegangen: Erst ab dem dritten Diättag werden sie zunehmend in Anspruch genommen; und erst ab dem siebten strengen Diättag wird endlich mehr Fett als Eiweiß verbrannt.

Konzentrationsstörungen, Kopfschmerzen und schlechte Laune sind bei radikalem Nahrungsentzug während der ersten Tage also ganz normal, frieren und Schwindelgefühle ebenfalls. Es kann sogar passieren, dass der Hungernde in Ohnmacht fällt, wenn er sich zu sehr angestrengt hat: Der Körper beschränkt sich auf das Wesentliche, er hält die inneren Organe und vor allem das Herz am Laufen. Wenn Sie also lange nichts gegessen haben, ist das Gefühl «Mir ist ganz schlecht vor Hunger» keine Einbildung, sondern bitterer Ernst.

Fröhlich fasten Wer zu wenig isst, bekommt schlechte Laune. Wer jedoch fastet, wird spätestens ab dem dritten Tag besonders fröhlich. Der Stoffwechsel ist dann umgestellt, die Laune bessert sich rapide.

Heilfasten

Im Gegensatz zu den Crash-Diäten steht bei dem gezielten Fasten weniger das Abnehmen als die Reinigung und Erneuerung im Vordergrund. Fasten kann eine Zeit der inneren Einkehr und der Besinnung sein. Manchmal gelingt es auch, mit einer Fastenkur schädliche Gewohnheiten wie Rauchen oder übermäßigen Alkoholgenuss abzulegen. Auch bei Erkrankungen des Darmes oder der Haut kann Fasten sinnvoll sein.

Dieses Heilfasten sollten Sie jedoch immer als Kur und nur nach genauer Anleitung betreiben. Wichtiger Bestandteil ist eine vollständige Darmreinigung nach den vorgeschalteten Entlastungstagen. Um Abbauprodukte auszuschwemmen, muss während der Kur sehr viel getrunken werden. Außerdem müssen Sie darauf achten, die Ernährung nach den eigentlichen Fastentagen sorgsam wieder aufzubauen.

Als Einstieg in eine Ernährungsumstellung kann Fasten von Nutzen sein. Um auf Dauer Gewicht zu verlieren, ist es weniger geeignet.

Der Jo-Jo-Effekt

Das Zunehmen nach einer strengen Diät nennt man den «Jo-Jo-Effekt». Das Vertrackte ist: Man nimmt meist mehr Gewicht zu, als man verloren hat. Denn zum einen wird nach einer Diät die Nahrung besonders gut verwertet und ein Überschuss zum Auffüllen der Fettreserven benutzt; zum anderen geht während einer Diät immer auch Muskelmasse verloren – und zwar umso mehr, je weniger der Mensch sich während der Diät bewegt. Der Effekt: Wer nach der Diät sein altes Gewicht wieder erreicht hat, ist nicht nur wieder genauso dick, sondern auch um einiges Muskelgewebe ärmer. Die wertvolle, stoffwechselaktive Muskelmasse wurde durch Fett ersetzt. Damit ist das Verhältnis von Fett und Muskeln noch ungünstiger: Der Körper ist nun schlaffer statt straffer. Das genaue Gegenteil von dem, was Sie mit der Diät bezweckt hatten! Strenge Reduktionsdiäten bringen langfristig keinen Erfolg: Statt Fett verlieren Sie vor allem Wasser und Muskelmasse. Rascher Gewichtsverlust ist zudem ungesund: Er bringt den Stoffwechsel aus dem Takt und kann Vitamin- und Mineraliendefizite verursachen. Ärzte halten den schnellen Wechsel von Gewichtsverlust und Zunehmen sogar für gesundheitsschädlicher als moderates Übergewicht.

Darüber hinaus sind Diäten oft unbequem: Sie erfordern ein genau geplantes Einkaufen, Abmessen, Wiegen und Kochen. Zu wenig Kohlenhydrate machen hungrig, zusätzliches Essen schürt das schlechte Gewissen. Man kann sich auf nichts anderes mehr konzentrieren, vor dem geistigen Auge tanzt allein der nächste erlaubte Happen. Und statt eine Runde um den Block zu laufen, dünsten Sie zehn Gramm Reis für den nachmittäglichen Zwischenimbiss. Auf Reisen und für die Familie sind Diäten meist nicht praktikabel. Wenn man scheitert und die Diät mit einer fulminanten Fressorgie über Bord wirft, fühlt man sich anschließend wie ein/e Versager/in. Das alles ist nicht sehr aufbauend.

Die Bausteine der Ernährung

Weniger essen, ja selbst fasten, bringt uns auf Dauer also nicht weiter. Anders essen heißt die Devise. Um zu verstehen, weshalb die Umstellung der Ernährung notwendig ist, müssen wir die Bestandteile unserer Nahrung und ihre Funktionen für unseren Körper kennen.

Kohlenhydrate, Fette und Eiweiße (Proteine) sind die entscheidenden Energie-Bausteine unserer Nahrung. Außerdem enthalten unsere Nahrungsmittel Vitamine, Mineralstoffe und Spurenelemente, sekundäre Pflanzenstoffe, Ballaststoffe und Wasser.

Kohlenhydrate: Gesunde Basis

Kohlenhydrate – also Zucker und Zuckerverbindungen – sind die wichtigste Quelle für schnelle Energie. Sie sind der bevorzugte Brennstoff für alle Vorgänge im Körper; Gehirn und zentrales Nervensystem arbeiten ausschließlich damit. Zeitgleich wird dabei immer auch ein wenig Fett verbrannt. Das Verhältnis von Kohlenhydrat- und Fettverbrennung ändert sich nur bei länger andauernden körperlichen Arbeiten oder beim Sport: Dann wird der Brennofen für Fett richtig angeworfen und beansprucht. Er braucht allerdings ausreichend Sauerstoff und ebenfalls einen kleinen Anteil Kohlenhydrate, um zu funktionieren. Bei trainierten Sportlerinnen und Sportlern, die diesen Zusatzofen häufig brauchen, zieht er besser als bei Bewegungsmuffeln. Fett ist eine starke, ruhige Energiequelle, denn es verbrennt sehr langsam: Fett sorgt also für die Ausdauer.

Fettverbrennung Kohlenhydrate sind im menschlichen Körper das Holz, die Fette sind die Briketts. Bewegungsmuffel verbrennen jedoch nur sehr selten Briketts, schon gar nicht die, die im Keller (den Fettspeichern) lagern. Denn meist schwimmen in ihrem Blut genügend freie Fettzellen, die zuerst verbrannt werden.

Wir unterscheiden einfache und komplexe Kohlenhydrate: Einfache Kohlenhydrate sind alle Zu-

cker, die wiederum in Einfachzucker (Monosaccharide) wie Glucose – also Traubenzucker oder Fructose – also Fruchtzucker und höhere Zucker aufgeteilt werden. Die bekanntesten höheren Zucker sind die Zweifachzucker (Disaccharide) wie Rüben- oder Rohrzucker, Malz- und Milchzucker. Komplexe Kohlenhydrate sind alle Vielfachzucker (Polysaccharide). Auch Stärke, Zellulose und Glykogen, das Speicherkohlenhydrat im Körper, zählen zu dieser Gruppe. Komplexe Kohlenhydrate sind in Getreide, Kartoffeln, Reis und Gemüse enthalten und müssen vom Körper zunächst in einfache Zucker zerlegt werden. Weil das Zeit braucht, sättigen die komplexen Kohlenhydrate länger.

Strohfeuer Traubenzucker

«Traubenzucker geht sofort ins Blut.» Diesen Spruch kennen Sie bestimmt. Aber so schnell, wie der Traubenzucker ins Blut geht, so schnell ist er auch verbrannt.

Basis unserer Ernährung

Die besten Energielieferanten sind also: Vollkornbrot, Getreide und Getreideflocken, Reis, Nudeln, Kartoffeln. Dazu kommen Hülsenfrüchte, Gemüse und Obst. Diese Nahrungsmittel sollten die Basis unserer Ernährung bilden. Sie machen uns satt und liefern uns die Energie zum Leben. Kohlenhydrate machen uns zufrieden und stimulieren zusammen mit dem Eiweiß die Serotoninbildung im Gehirn. Serotonin ist ein Botenstoff, der als «Glücklichmacher» gilt.

Essen wir jedoch zu viel Kohlenhydrate, können auch sie zur Speicherung in Fett umgewandelt werden. Das passiert aber eigentlich erst nach dem Verzehr sehr großer Mengen (mehr als 500 Gramm pro Tag). Zudem ist die Umwandlung unökonomisch, da die Fettneubildung aus Kohlenhydraten den Körper sehr viel Energie kostet. Etwa ein Viertel der aufgenommenen Kalorien wird dabei schon verbraucht.

Energielieferanten

Vollkornbrot enthält auch etwas Fett und Eiweiß, in Hülsenfrüchten steckt relativ viel Eiweiß. In den meisten Nahrungsmitteln finden sich zwei oder alle drei Energielieferanten, jedoch in unterschiedlicher Zusammensetzung.

Mehr Kohlenhydrate, weniger Fett

Sicherlich kennen Sie schon die Empfehlung: das Brot dicker schneiden, den Belag dünner. Damit erhöhen Sie den Anteil an komplexen Kohlenhydraten und vermindern den Anteil an Fett.

Dies soll unsere erste Leitlinie sein: Mehr Kohlenhydrate, weniger Fett.

Hochwertige oder komplexe Kohlenhydrate liefern Brennstoff, Nähr- und Ballaststoffe. Etwa alle vier bis sechs Stunden sollten wir ausreichend davon essen. Wir werden satt und fühlen uns wohl.

Vorteile einer gesunden Ernährung — kohlenhydratreich und fettarm

→ Sie schenkt uns eine schöne Haut.
→ Sie lässt die Haare glänzen.
→ Sie schützt vor Gefäßverkalkung (Arteriosklerose).
→ Sie verhütet Herzinfarkte.
→ Sie beugt Gicht vor.
→ Sie hält Magen und Darm gesund.
→ Sie schützt vor (ernährungsbedingter) Zuckerkrankheit.
→ Sie hält uns warm.
→ Sie lässt uns Stress besser verarbeiten.
→ Sie macht gute Laune.
→ Sie macht Lust auf Liebe.

Wenig Zucker

Wichtig ist hier das Wort «komplex». Einfachzucker verursachen nur ein Strohfeuer: schnell verbrannt, wenig Substanz. Zucker enthält zudem kein einziges Vitamin, keine Mineralien und keinen Ballaststoff. Und Vorsicht: Auch Honig oder Sirup schneiden nicht viel besser ab; sie sollten nur zum Verfeinern von Speisen dienen. Bonbons, Zuckerzeug und zuckerhaltige Limonaden vermeiden Sie besser komplett. Denn Zucker veranlasst die Bauchspeicheldrüse, reichlich Insulin auszuschütten. Das Insulin stimuliert Leber, Muskeln und Fettzellen, die Glucose aufzunehmen und umzubauen, im Zweifel (sollte kein aktueller Bedarf mehr bestehen) also in den Fettzellen in Fett zu verwandeln und einzulagern. Ergebnis: Auftrag ausgeführt, Blut gereinigt. Der Blutzuckerspiegel ist wieder ganz unten, und der Magen meldet: Hunger! Heißhunger! Schnell wieder essen! Derselbe vertrackte Mechanismus wird in Gang gesetzt, wenn Sie zwischendurch essen. Jeder Riegel Schokolade, ja, selbst ein gesunder Apfel, setzt die Insulinausschüttung in Gang. Der Hunger wird nur kurzzeitig gestillt und kommt spätestens in einer halben Stunde mit Macht zurück. Die Höhe des Insulinspiegels ist wiederum entscheidend für die Fettoxidation, also für den Abbau von Körperfett. Hat der Insulinspiegel eine bestimmte Schwelle überschritten – und dies ist schon beim Verzehr eines Apfels erreicht – kann der Organismus kein Fett mehr verbrennen. Wer also wirklich abnehmen möchte, sollte sich bei den Mahlzeiten satt essen und auf den Snack zwischendurch verzichten.

Keine Snacks! Beim Abnehmen gilt die Regel: Zwischen den Hauptmahlzeiten sollten mindestens vier kalorienfreie Stunden liegen.

Wer über Jahre hinweg zu viel und zu süß isst, bekommt häufig die Zuckerkrankheit (Diabetes II): Die Insulinregulation funktioniert nicht mehr, und Schluss ist mit dem unbefangenen Essen. Deshalb: Vermeiden Sie einfache oder so genannte leere Zucker! Übrigens: Fast alle Menschen, die an Altersdiabetes leiden, haben Übergewicht.

Regelmäßig essen

Heißhunger entsteht nicht nur, wenn Sie das Falsche gegessen haben, sondern auch, wenn Sie zu lange nichts gegessen haben. Wer sich mit Kartoffelchips und Cola über den Tag gehangelt hat, verspürt abends verständlicherweise einen Bärenhunger. Und ob Sie dann das Richtige essen, ist zweifelhaft. Zum Gemüse und Kartoffelnschälen bleibt keine Zeit mehr, es lockt der Doppel-Whopper vom Schnellimbiss oder die Tiefkühlpizza. Neben der Art des Essens ist also auch das Timing wichtig, damit wir uns wohl fühlen.

Checkliste Kohlenhydrate
→ Schnelle Energiespender.
→ Kohlenhydrate liefern 4 Kilokalorien pro Gramm.
→ Unterschieden werden komplexe Kohlenhydrate, die nur langsam abgebaut, und einfache Kohlenhydrate, die rasch abgebaut werden.
→ Die meisten Lebensmittel, die komplexe Kohlenhydrate enthalten, liefern gleichzeitig Vitamine, Mineral- und Ballaststoffe. Gute Beispiele sind Reis, Getreide, Kartoffeln und Gemüse.
→ Nur begrenzt speicherbar (kleiner Vorrat Glykogen in Muskulatur und Leber).
→ Sollten alle vier bis sechs Stunden gegessen werden.
→ Die Basis der Ernährung hat einen idealen Kalorienanteil aus Kohlenhydraten von 60 Prozent und mehr.

Proteine: Wichtiger Baustoff

Eiweiß oder Protein, wie die Ernährungsfachleute lieber sagen, ist der «Baustein unseres Körpers». Es wird zur Erhaltung, zur Reparatur und zum Aufbau körpereigener Substanz benötigt. Zellen und Gewebe befinden sich in einem ständigen Erneuerungsprozess, der nur mit Hilfe von Proteinen funktionieren kann. Wenn wir trainieren und damit unsere Muskeln kräftigen, brauchen wir diese Bausteine, damit die Muskelstränge verstärkt werden können. Bodybuilder, denen vor allem der Umfang der Muskeln wichtig ist, nehmen große Mengen an Protein zu sich, um den Muskelaufbau zu unterstützen. Natürlich wächst kein Muskel vom Protein allein; nur Training kann den nötigen Impuls dazu geben.

Proteine bestehen aus verschiedenen Aminosäuren: Vierzehn davon kann der Körper selbst herstellen, acht (die so genannten essenziellen Aminosäuren) müssen dem Körper ständig zugeführt werden. Protein ist enthalten in Fleisch, Fisch und Milchprodukten. In geringerem Maß auch in

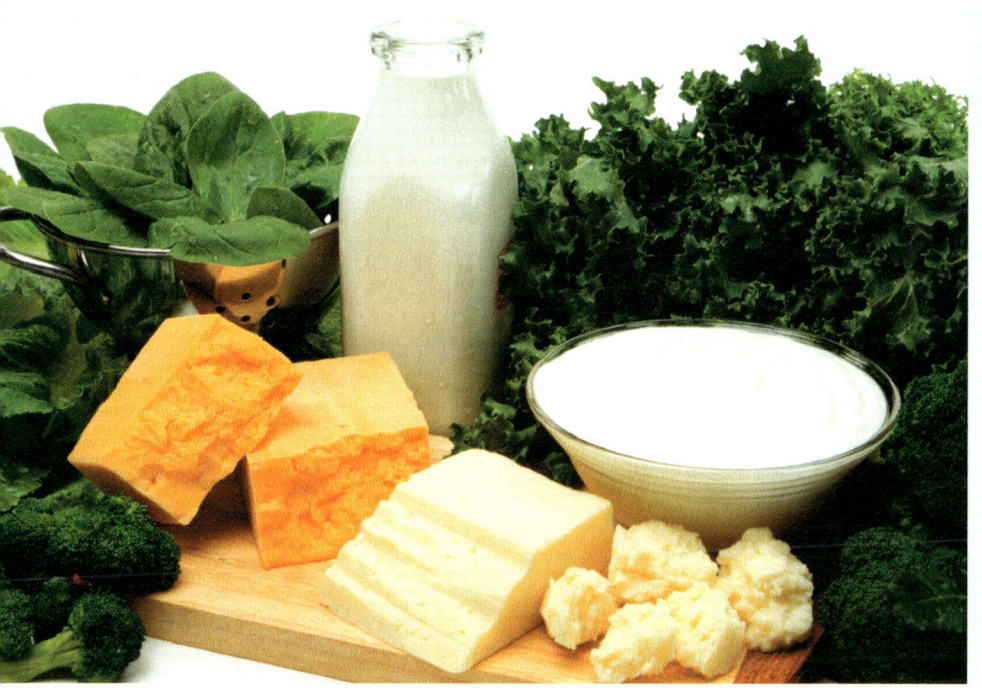

Getreide (Weizen, Roggen, Hafer, Mais, aber auch in Reis, Hirse, Bulgur etc.), in Nüssen und Keimen und in Hülsenfrüchten (Erbsen, Linsen, Bohnen, Sojabohnen etc.).

Vegetarische Ernährung

Es ist durchaus möglich, sich allein durch pflanzliche Kost mit ausreichend Eiweiß zu versorgen. Wer sich vegetarisch ernähren möchte, sollte jedoch etwas mehr über die Ernährung wissen: In den pflanzlichen Eiweißträgern liegen nur unvollständige Proteine vor; es müssen mindestens zwei Nahrungsmittel kombiniert werden, um vollwertige Proteine zu erhalten. Gute Kombinationen sind Hülsenfrüchte mit Nüssen oder Hülsenfrüchte mit Getreide.

Fleisch

Fleisch hat den Vorteil, dass es alle acht essienziellen Aminosäuren und damit gut verwertbare Eiweiße in kompakter Form enthält. Zweihundert Gramm Hühnerfleisch liefern beispielsweise rund vierzig Gramm Eiweiß, eine Tasse Magermilch enthält neun Gramm. Damit ist der Tagesbedarf einer Frau bereits gedeckt.

Täglicher Bedarf Die Deutsche Gesellschaft für Ernährung empfiehlt täglich 48 Gramm Eiweiß für Frauen und 59 Gramm für Männer (von 25 bis 51 Jahren). Jüngere Männer brauchen ein Gramm mehr, ältere drei Gramm weniger.

Übrigens wird der Eiweißgehalt von Käse oder Milch bei fettarmen Sorten nicht geringer. Im Gegenteil: Ein Camembert mit 30 Prozent Fett (i. Tr.) liefert 6,8 Gramm Eiweiß, einer mit 60 Prozent Fett jedoch nur 5,0 Gramm.

Vorsicht: Fett!

Eiweiß ist in Nahrungsmitteln häufig in Kombination mit Fett enthalten. Das ist der Nachteil von Fleisch: Es bringt meist auch reichlich Fett mit. Besonders fett sind Ente und Gans sowie Teile vom Schwein, vor allem Bauch und Schulter. Doch selbst wenn Sie ein mageres Rindersteak essen, das 100 Gramm schwer nur 1,9 Gramm Fett enthält (und 22 Gramm Eiweiß!), werden Sie es wohl kaum gedünstet servieren, sondern kurz gebraten (in der Pfanne mit Öl oder gehärtetem Fett). Anders sieht es aus, wenn

Sie aus Ihrem Filet hauchdünnes Carpaccio schneiden oder mageres Rinderhack mit Mais und Schafskäse zur Füllung von Paprikaschoten verwenden.

Nur in Maßen: Eiweiß

Eine wichtige Eigenschaft von Eiweiß ist, dass es nicht als solches gespeichert werden kann. Wenn wir zu viel davon essen, wird es entweder in Fett umgebaut und abgelagert, oder es wird in Glucose umgewandelt und verbrannt. Letzteres geschieht aber nur in Notfällen, wenn nicht genügend Kohlenhydrate zur Verfügung stehen. Denn bei der chemischen Umwandlung werden stickstoffhaltige Verbindungen freigesetzt, die als giftige Stoffwechselprodukte ausgeschieden werden müssen. Die Verbrennung bereitet dem Körper also unnötige Probleme.

Eiweißpräparate Zusätzliche Eiweißpräparate benötigen nur Leistungssportler wie Gewichtheber oder Bodybuilder. Alle anderen können ihren Proteinbedarf problemlos mit der Nahrung decken.

Doch warum dem Körper diese aufladen? Ein regelmäßiges Angebot an Kohlenhydraten zur Verbrennung, plus kleine Mengen Eiweiß als Baustoff, und der Laden läuft. Es fehlt nur noch ein Quäntchen Fett – und dazu kommen wir gleich.

Checkliste Proteine

→ Wichtiger Baustein des Körpers.
→ Wichtig für die Reparatur der Zellen, für den Muskelaufbau und die Immunabwehr.
→ Proteine liefern 4 Kilokalorien pro Gramm.
→ Vollwertige Eiweiße sind in Fisch, Fleisch und Milchprodukten enthalten. Planzliche Eiweißlieferanten sind Getreide (auch Reis, Hirse etc.), Nüsse und Samen sowie Hülsenfrüchte (Bohnen, Linsen etc.).
→ Proteine werden nur in Notfällen verbrannt.
→ Überschüssiges Eiweiß kann in Fett umgewandelt werden.
→ Proteine können nicht als Eiweiß gespeichert und müssen deshalb täglich aufgenommen werden.
→ Empfohlene Kalorienzufuhr aus Eiweiß: 9 bis 11 Prozent der gesamten Ernährung.

Fett: Konzentrierte Energie

Fett ist ein hoch konzentrierter Energielieferant: Ein einziges Gramm enthält gut neun Kalorien, während Eiweiß und Kohlenhydrate nur jeweils vier Kalorien pro Gramm liefern. Menschen, die körperlich schwer arbeiten und einen hohen Kalorienbedarf haben, können und müssen relativ viel Fett essen, um satt zu werden. Vor allem auch, um länger satt zu bleiben, denn Fett wird nur langsam verdaut. Es sorgt, wie schon erwähnt, für die Ausdauerleistung. Bleibt die allerdings aus, und das Fett wird nicht abgerufen, wandert es sofort als Fettpolster auf die Hüften.
Ein Rechenbeispiel: Ein kleines Frühstückspäckchen Butter

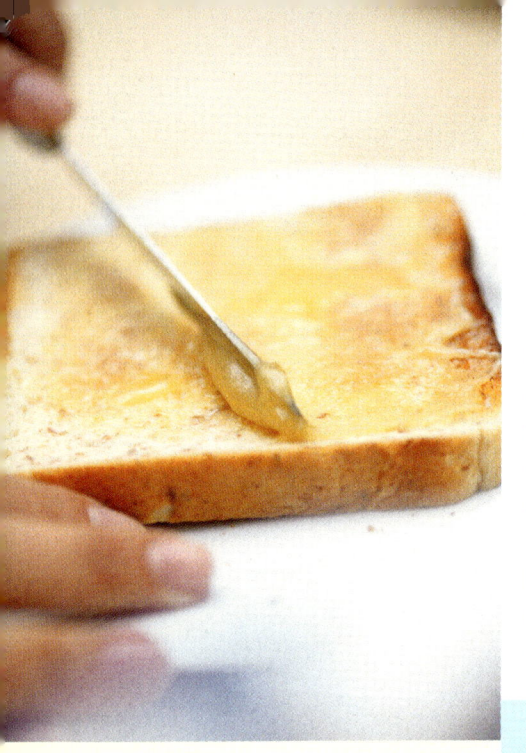

(10 Gramm) enthält 8,3 Gramm reines Fett und damit 75 Kalorien. Das ist so viel wie ein ganzer Apfel von 150 Gramm und mehr als 200 Gramm Tomaten, die nur mit 70 Kalorien zu Buche schlagen. Mit einem in Deutschland üblichen 20-Gramm-Päckchen haben Sie schon 150 Kalorien allein aus der Butter zu sich genommen. Sie sehen also, womit Sie Ihr Kalorienkonto rasch in Bereiche treiben können, denen Sie mit leichter Büroarbeit nichts entgegenzusetzen haben.

«Fett macht fett» Mit dieser schlichten Formel lassen sich die aktuellen Studien der Ernährungsforschung zusammenfassen.

Fatale Mischung: Fett und Alkohol

Nach einer fettreichen Mahlzeit haben wir im wahrsten Sinn des Wortes eine «gute Unterlage». Wir könnten nun lange spazieren gehen, ohne wieder hungrig zu werden, oder den Garten umgraben. Indes wird das schwere Essen eher als Ausrede benutzt, um noch einen zu heben: «Jetzt koi Schnaps wär's reinschte Gift», pflegt ein befreundeter Schwabe zu sagen. In Bayern werden die Schweinshax'n mit reichlich Bier hinuntergespült und mit dem einen oder anderen Obstler anschließend «verteilt». Ein norddeutsches Grünkohlgelage wird traditionell von Korn oder Aquavit gekrönt, und der griechische Wirt serviert nach üppigem Souvlaki oder Gyros einen eisgekühlten Ouzo.

Wohl bekomm's!

Eine Alternative zu Obstler und Korn sind Magenbitter (Jägermeister, Ramazotti oder Averna). Sie unterstützen die Verdauungsarbeit und haben weniger Prozente und Kalorien.

Kalorienmäßig schlägt die Kombination von Schweinebraten und Schnaps doppelt zu Bauche: Alkohol enthält sieben Kalorien pro Gramm und kommt also direkt nach dem Fett. Damit nicht genug: Wenn Alkohol abgebaut wird, muss das Fett warten, denn Alkohol hemmt den Fettabbau im Körper.

Fett wird vom Körper sowieso gerne – weil völlig unkompliziert – zur Lagerung in den Fettpolstern benutzt, und dieser Prozess wird durch gleichzeitigen Genuss von Alkohol noch gefördert. So gese-

hen ist der «Bierbauch» keine zwingende Folge des Biertrinkens. Er ist vielmehr das Resultat einer übermäßigen Kalorienzufuhr aus Fett und Alkohol.

Köstliches Dessert

Ein Stück frische Ananas ist das ideale Dessert nach einem üppigen Mahl. Ihre Enzyme regen die Eiweißverdauung an.

Gesundheitsrisiko Fett

Eine zu hohe Konzentration von freien Fettsäuren im Blut beeinträchtigt die Fähigkeit der Gefäße, sich bei körperlicher Belastung zu erweitern, damit mehr Blut in die Organe und zum Herzmuskel gelangen kann. Fett stellt also ein Gesundheitsrisiko dar, noch bevor es zu ersten deutlichen Anzeichen für eine Gefäßverkalkung (Arteriosklerose) gekommen ist. Um dem entgegenzuwirken, hilft nur eine rasche Ernährungsumstellung. Verzichten Sie auf überflüssiges Fett: auf den Fettrand am Schinken, die Fettkruste am Schweinebraten, die Haut vom Brathähnchen, auf Butter unter Käse oder gar Leberwurst. Überflüssig sind auch die gehärteten Fette wie Kokosfett (zum Braten) oder die tierischen Fette aus Speck oder Schmalz.

> ### Leckeres Brötchen
> Ein Marmeladenbrötchen schmeckt mit Quark oder magerem Frischkäse ebenso gut wie mit Butter.

Gesättigte und ungesättigte Fettsäuren

Butter, Schmalz und Speck enthalten gesättigte Fettsäuren. Sie sind an der – bei Zimmertemperatur – festen Konsistenz zu erkennen. Diese gesättigten Fettsäuren können zu erhöhten Cholesterinwerten führen und die Blutgefäße schädigen (Arteriosklerose). Als gesundheitlich bedenklich gelten außerdem so genannte Transfette, die vor allem in gehärteter Margarine und Frittierfetten, aber auch in Keksen und Chips enthalten sind.

Lebenswichtig (essenziell) sind dagegen einfach und mehrfach ungesättigte Fettsäuren. Sie müssen mit der Nahrung aufgenommen werden, da der Körper sie nicht selbst herstellen kann. Sie sind zudem Träger der fettlöslichen Vitamine A, D und E und können helfen, die Cholesterin- und Blutfettwerte zu senken.

Besonders wichtig sind die essenziellen Fettsäuren für unser Hormonsystem. Speziell für Frauen gilt: «Ein Mangel verursacht Periodenschmerzen, Überempfindlichkeit der Brüste und PMS (Empfindlichkeit vor den Tagen). Die Symptome verbessern sich häufig drastisch, wenn die Zufuhr an essenziellen Fettsäuren steigt. Sehr wirksam sind auch Nachtkerzenöl, das Gamma-Linolsäure enthält, oder Fischöl, das die Omega-3-Fettsäure enthält.» (Uta König: «Das Große Buch der Fruchtbarkeit»)

> ### Vielfalt ist Trumpf
> Neueste Untersuchungen belegen, dass Abwechslung und Vielfalt bei den Fetten der Gesundheit nutzen: Fisch, Oliven-, Nuss- und Rapsöl sind reich an einfach ungesättigten und Omega-3-Fettsäuren; Soja- Maiskeim- und Sonnenblumenöl enthalten viele Omega-6-Fettsäuren.

Mehr davon!

Besonders reich an essenziellen Fettsäuren sind Distel-, Maiskeim-, Soja-, Lein-, Walnuss-, Oliven- und Sonnenblumenöl. Machen Sie mit einem dieser Öle Ih-

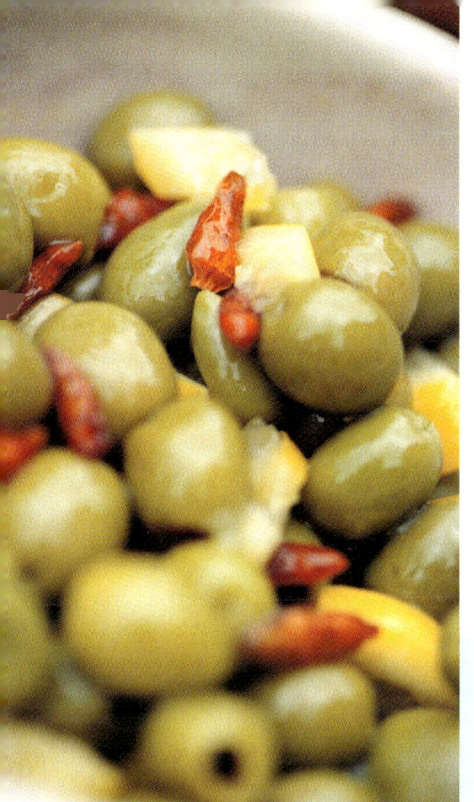

ren Salat an, und reiben Sie Pfanne oder Wok damit aus, wenn Sie Gemüse oder Fleisch anbraten. Verwenden Sie abwechselnd mehrere Öle, um verschiedene Fettsäuren (Omega-3- und Omega-6-Fettsäuren) zu erhalten. Mindestens einmal in der Woche sollten Sie Seefisch (z. B. Hering, Makrele oder Lachs) essen. Fisch enthält neben wertvollen Fettsäuren das wichtige Spurenelement Jod.

Expertentipp «Rationieren Sie beim Abnehmen das Fett auf 30 bis 40 Gramm pro Tag, und zwar sichtbare und versteckte Fette zusammengenommen. Um dennoch alle lebensnotwendigen ungesättigten Fettsäuren zu bekommen, sollte pro Tag etwa ein Esslöffel hochwertiges Pflanzenöl und zweimal in der Woche Seefisch gegessen werden.»
Prof. Michael Hamm, Ernährungswissenschaftler

Checkliste Fett

→ Hoch konzentrierter Energielieferant.

→ Fett liefert 9 Kilokalorien pro Gramm.

→ Brennstoff für ausdauernde, körperliche Aktivitäten.

→ Gut geeignet zur Speicherung: Die Umwandlung von Nahrungs-
fett in Depotfett kostet nur wenig Energie.

→ Träger fettlöslicher Vitamine (A, D und E).

→ Unterschieden werden gesättigte Fettsäuren, die der Körper
selbst herstellen kann, und (mehrfach) ungesättigte Fettsäuren,
die zugeführt werden müssen.

→ Gute Lieferanten ungesättigter Fettsäuren sind Pflanzenöle und
Seefisch.

→ Kalorienzufuhr aus Fett: maximal 30 Prozent. Zum Abnehmen:
20 Prozent.

Die gesunde Wahl

Kohlenhydrate, Eiweiße und Fett –
damit wissen Sie, worauf Sie bei
der Auswahl Ihrer Nahrungsmittel achten sollten.

Die Basis unserer Ernährung
sollte hochwertige Kohlenhydrate
enthalten, also aus Reis, Getreide
und Getreideprodukten wie Brot,
Müsli und Nudeln, aus Kartoffeln,
Gemüse und Obst bestehen. Je na-
turbelassener die Nahrungsmittel
sind, desto größer ist ihr Gehalt
an Vitaminen, Mineralstoffen und
an Ballaststoffen. So werden wir
satt, bekommen Energie und halten den Darm in Schwung.

Viel Obst und Gemüse

Gemüse liefert wertvolle Pflanzenstoffe. Frisch und nach der
Saison gekauft, hat es die meisten
Nährstoffe. Dampfgaren, Dünsten
oder kurzes Anbraten mit wenig
Fett (zum Beispiel im Wok) schont
die Vitamine, es bleibt knackig
und frisch. Obst der Saison, möglichst reif in der Region geerntet,
versorgt uns mit vielen Vitaminen. Durch seinen Fruchtzucker,
einen raschen Energiespender, ist
Obst auch als kleine Zwischenmahlzeit ideal.

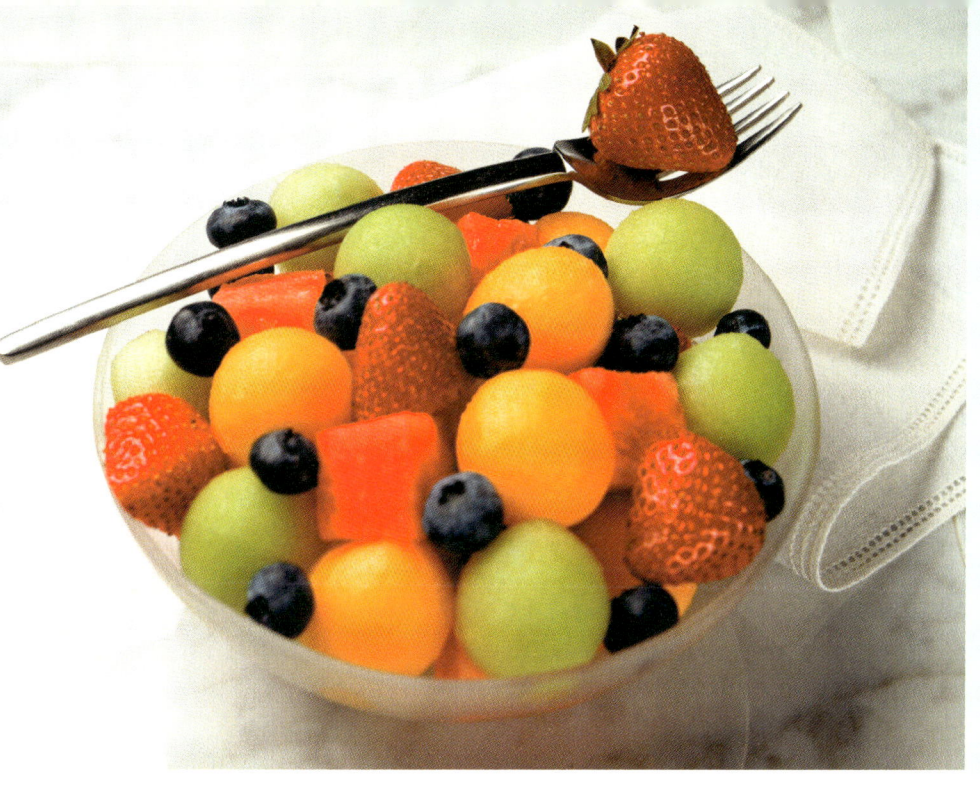

Je nach Saison Kaufen Sie regionale Produkte entsprechend der Jahreszeit ein. Reife Früchte schmecken viel besser und stecken voller Vitamine und Nährstoffe. Die kurzen Transportwege schonen zudem die Umwelt.

Magere Milchprodukte

Ergänzen Sie Ihre Mahlzeiten mit mageren Milchprodukten wie Joghurt, Frischkäse und Quark, Kefir, Buttermilch und Käse. Darin steckt neben Eiweiß auch Kalzium, ein wichtiger Mineralstoff, den wir für den Aufbau und die Stabilität unserer Knochen brauchen.

Rund wird die Ernährung mit zwei bis drei Portionen magerem Fleisch in der Woche, ein- bis zweimal Seefisch und dem einen oder anderen Ei. Vegetarier/innen ersetzen das Eiweiß spendende Fleisch durch Tofuprodukte oder Hülsenfrüchte, die sie mit Getreide oder Nüssen und Samen kombinieren.

Langsam, aber erfolgreich

Wenn Sie sich auf diese Weise ernähren, nehmen Sie langsam und sicher ab. Sie bekommen alle notwendigen Nähr- und Vitalstoffe, und nagende Hungergefühle gehören der Vergangenheit an. Sie können damit nicht scheitern wie mit einseitigen und radikalen Abmagerungsdiäten. Wenn Sie zusätzlich noch Sport treiben, schwinden Ihre Rettungsringe und Fettpölsterchen garantiert, und die Taille kehrt zurück.
Den Beleg für den Erfolg dieser Ernährungsumstellung liefert eine Studie der Uniklinik Göttingen: 42 übergewichtige Personen verloren während eines achtwöchigen Tests durchschnittlich 2,9 Kilogramm. Die Probanden bekamen fettarme Alternativen ihrer Lieblingsspeisen, zum Ausgleich durften sie bei kohlenhydrat- und ballaststoffreichen Lebensmitteln wie Nudeln, Kartoffeln und Brot sowie bei Obst und Gemüse ungebremst zugreifen.
Dies ist ein weiterer Beleg dafür, dass es in erster Linie gilt, Fett zu vermeiden! Wird diese Regel beherzigt, sind strikte Diäten überflüssig.

Expertentipp «Jedes langsam abgenommene Pfund ist ein dauerhafter Gewichtserfolg. Im Grunde geht es um die Umstellung der Ernährungsgewohnheiten, und das braucht seine Zeit. Als Orientierungswert gelten ein bis zwei Kilo Gewichtsverlust pro Monat.» Prof. Michael Hamm, Ernährungswissenschaftler

Das Teller-Modell

Eine Nahrungspyramide verdeutlicht die richtige Verteilung der Nährstoffe, ebenso anschaulich ist das Teller-Modell: Zwei Drittel der Fläche belegen die kohlenhydratreichen Lebensmittel (Reis oder Kartoffeln, dazu reichlich Gemüse), ein Drittel Fisch oder Fleisch oder ein eiweißreiches Gemüse wie Hülsenfrüchte. Damit wird das traditionelle Verhältnis umgekehrt: Statt einer riesigen Fleischportion und mikroskopisch kleinen Beilagen essen Sie eine große Portion Gemüse und ein kleines Stück mageres Fleisch als gehaltvolle Zugabe.

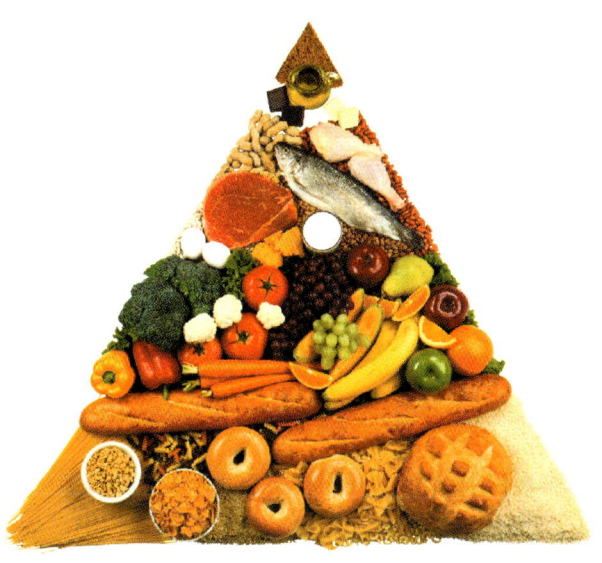

Morgens – mittags – abends

Bei Ihrer täglichen Ernährung sollten Sie auf folgende Aspekte achten:
Morgens nehmen Sie sich zunächst Zeit für ein Frühstück. So kommen Sie stark in den Tag und können am Vormittag konzentriert arbeiten, ohne durch Hungergefühle abgelenkt zu werden. Die ideale Zusammenstellung gelingt so: Wählen Sie immer mindestens **einen Baustein Frucht oder Gemüse** (also auch Frucht- oder Gemüsesaft), um Vitamine, Mineralstoffe und schnell verwertbare Kohlenhydrate zu erhalten, und **zwei Bausteine komplexe Kohlenhydrate** (Getreideflocken, zwei Scheiben Vollkornbrot oder ein Brötchen), die Sie lange sättigen. Dazu **einen Baustein Eiweiß** (fettarmen Joghurt, Käse oder Milch), der auch wertvolles Kalzium und andere Mineralstoffe enthält. Ab und zu kann das auch ein Frühstücksei sein, jedoch nicht öfter als jeden zweiten Tag. Wer nicht frühstücken mag oder einfach zu früh aufstehen muss, kann das Frühstück aufteilen: Zu Hause z. B. ein Glas frischen Saft trinken oder ein Joghurt essen, um sofort etwas Energie zu haben; später folgen dann Kaffee und Brötchen, die sich auch prima mitnehmen lassen.

Trennkost

Die Grundannahme der Trennkost ist falsch: Der Körper kann Eiweiß und Kohlenhydrate sehr wohl gemeinsam verwerten. Viele natürliche Lebensmittel – zum Beispiel Hülsenfrüchte – enthalten beides.

Mittags runden Sie Ihr Essen mit Salat und reichlich frischem Obst ab. Oder trinken Sie einen frischen Obst- bzw. Gemüsesaft vor oder nach dem Essen.

Berufstätige mit einer langen Arbeitszeit können und sollten dem Nachmittagstief vorbeugen. Sie können das Obst auch ins Büro mitnehmen und am späten Nachmittag essen. Besonders sinnvoll ist diese Zwischenmahlzeit dann, wenn Sie abends noch Sport machen wollen oder einen weiteren Termin haben.

Abends heißt die Devise dann: Leicht essen! Wenn Sie berufstätig sind oder nicht gerne selbst kochen, finden Sie leichte Gerichte auch im Restaurant oder in der Kantine. Selbstverständlich können Sie auch tauschen und mittags ein üppig belegtes, frisches Sandwich oder einen Salat aussuchen und abends eine warme Mahlzeit. In jedem Fall sollten Sie darauf achten, dass Sie abends nicht zu spät essen. Die Verdauung ist dann nicht mehr so aktiv, und überzählige Kalorien setzen sich schnell in Form von Fettpolstern fest.

Tipps fürs «schlanke» Kochen

→ Werden Sie kreativ und variieren Sie die Rezepte. Kräuter und Gewürze können salz- und fettarmen Gerichten eine besondere Note geben. Mit frischem Korianderkraut, mit Curry und Safran lassen sich einfache Reis- oder Couscousgerichte exotisch veredeln.

→ Zum fettarmen Andicken von Saucen eignen sich pürierte Kartoffeln oder Tomaten.

→ Dünsten Sie, statt zu braten.

→ Geben Sie an Gemüse erst zum Schluss einen Teelöffel Butter oder Crème fraîche – das ist sehr schmackhaft und spart Fett.

Mit einer konsequent fettarmen Küche werden Sie langsam, aber stetig abnehmen. Denken Sie daran: Ein langsamer Gewichtsverlust ist beim Abnehmen eindeutig mehr. Wenn Sie im Monat ein bis zwei Kilo leichter werden, macht das im Jahr mindestens zwölf Kilo. Und verbrannt wird wirklich Fett, nicht Muskelmasse. Das ist für den Langzeiterfolg entscheidend.

Vorsicht: Versteckte Fette!

Entscheidend ist also, auf Fett zu verzichten. Was theoretisch einfach klingt, ist im Alltag oft gar nicht so leicht. Sichtbares Fett lässt sich zwar vermeiden – den Fettrand am Schinken kann man gut wegschneiden –, bei den meisten Wurstwaren ist das jedoch schon schwieriger. Eine einfache Grundregel für den Einkauf beim Metzger: Halten Sie sich an Schinken, Bratenaufschnitt und Geflügelsülze. Alle drei Aufschnitte sind mager, bieten hochwertiges Fleisch und damit Eiweiß. Sie sehen genau, was Sie essen. So manche Überraschung lauert allerdings auch in Backwaren, Fertiggerichten oder gar in Gemüse. Mit der folgenden Tabelle bekommen Sie den Überblick. Den ersten Platz einer Gruppe nehmen die leichten Favoriten ein, dann folgen die fettreichen Dickmacher. Sie sehen: Jedes traditionelle Produkt lässt sich problemlos ersetzen.

Lebensmittel	Kalorien pro 100 g	davon Fett/g	Kalorien aus Fett
Schinken (o. Fettrand)	145	2,9	26,1
Bratwurst	298	28,8	295,2
Mortadella	345	32,8	295,2
Salami	371	33	297
Leberwurst (Hausm. Art)	436	44	396
Putenbrust (ohne Haut)	105	1	9
Ente	227	17,2	154,8
Gans	342	31	279
Schweinefilet	104	2,0	18
Schweinebauch	317	29	261
Schellfisch	73	0,1	0,9
Aal	350	28,5	225,5
Harzer Käse	126	0,7	6,3
Hüttenkäse	101	5,5	49,5
Camembert (30 % i. T.)	206	12,8	115,2
Camembert (60 % i. T.)	366	33,2	298,8
Baguette	270	07	6,3
Cornflakes	367	0,6	5,4
Croissant	410	25,8	232,2
Speisequark (mager)	73	0,3	2,7
Butter	773	82,5	742,5
Lakritzschnecken	294	0	0
Gummibärchen	340	0	0
Schokolade	526	30	270
Kohlrabi	25	0,1	0,9
Avocado	223	23,5	211,5

Die Milchrechnung

Ein Glas Vollmilch (200 Milliliter) mit 3,5 Prozent Fett hat laut Nährwerttabelle 128 Kalorien, davon sind 7 Gramm Fett. Um herauszufinden, wie viele Kalorien aus dem Fett kommen, rechnen Sie: 7 Gramm mal 9 Kalorien pro Gramm Fett = 63 Kalorien. Damit kommen 63 von 128 Kalorien aus dem Fett. Um den Prozentsatz festzustellen, teilen Sie 63 durch 128 = 0,49. Das bedeutet, dass 49 Prozent, also jede zweite Kalorie, aus dem Fett stammt. Fettarme Milch (mit 1,5 Prozent Fett) hat rund ein Viertel weniger Kalorien (94 Kalorien) – und nur 28 Prozent davon stammen aus dem Fett.

Checkliste
Die Bauch-weg-Ernährung

→ Essen Sie in erster Linie vollwertige, kohlenhydratreiche Lebensmittel.

→ Vermeiden Sie alle Arten von Zucker!

→ Essen Sie täglich Eiweiß in kleinen Mengen: Reichlich enthalten in magerem Fleisch, in fettarmen Milchprodukten, Fisch und Eiern, in Getreide und Hülsenfrüchten.

→ Reduzieren Sie Ihren Fettverzehr: Ausreichend sind ein Esslöffel Pflanzenöl am Tag, dazu zweimal pro Woche Seefisch.

→ Frühstücken Sie gut, und lassen Sie auch das Mittagessen nicht ausfallen.

→ Essen Sie regelmäßig dreimal am Tag.

→ Essen Sie abends kleinere, leichtere Gerichte.

→ Vermeiden Sie Alkohol!

Bewusst essen – dauerhaft abnehmen

Schlank werden – und schlank bleiben – hängt also von unserer Aktivität (mehr Bewegung!) und von der Zusammensetzung unserer Nahrung ab. Wir essen mehr Kohlenhydrate und weniger Fett. Doch ist es nicht ganz unerheblich, wie viel wir essen: Wir haben gesehen, dass große Mengen an Kohlenhydraten (etwa ab 500g/Tag) in Form von Fett eingelagert werden können. Auch zu viel Eiweiß verstärkt nicht unsere Muskeln, sondern lediglich unsere Fettpolster. Beides hängt damit zusammen, dass unser Körper ständig versucht, Polster für karge Zeiten anzulegen, zur Not eben auch mit Kohlenhydraten und Eiweiß. Jedes «Zuviel» wird also gespeichert.

Was wir daraus lernen: Wir erhöhen unseren Verbrauch durch mehr Bewegung – und wir essen nur, wenn wir Hunger haben, und hören wieder auf, wenn wir satt sind.

Wenig essen kann man lernen

Das klingt einfach, ist aber gar nicht so leicht. Denn manchmal schmeckt es eben so gut, dass wir am liebsten immer weiter essen würden. Und manchmal sind wir so hungrig, dass wir zu schnell und damit meist auch zu viel essen. Manchmal essen wir auch aus Langeweile, Nervosität oder Unzufriedenheit.

Bierkonsum 2001 hat jede/r Deutsche rein rechnerisch 123,1 Liter Bier getrunken – eine große Menge. Und doch knapp zweieinhalb Liter weniger als im Vorjahr, als es noch 125,5 Liter waren.

Wichtig zu wissen: Das Sättigkeitsgefühl braucht rund 20 Minuten, um sich im Gehirn bemerkbar zu machen. Gesteuert wird es von Dehnungsrezeptoren im Magen, die irgendwann signalisieren: «Der Magen ist voll.» Dies Signal zu verstehen ist besonders wichtig für Menschen, die gewohnt sind, große Portionen zu essen und zu trinken. So wird der Magen eines bayerischen Biertrinkers, der klaglos zwei Maß und eine Schweinshaxe verputzen kann, sehr spät ein Stopp-Signal senden.

Denn unser Magen, medizinisch gesehen ein Sack schlaffer Muskulatur, passt sich den Essensportionen an. So kann er sich nach Bedarf weiten, aber wieder zusammenziehen. Wer also gewohnt ist, viel zu essen, muss sich erst wieder auf normale Portionen einstellen.

steht aus vielen kleinen Gängen, die mit Pausen serviert werden. Einen ähnlichen Effekt erreichen wir, indem wir eine Vorspeise nehmen: Ideal ist ein Glas Gemüsesaft, ein kleiner Teller mit frischen Salaten oder eine leichte Brühe.

Viel trinken Manchmal verwechseln wir Durst und Hunger. Trinken Sie vor dem Essen öfter mal ein Glas Wasser. Das löscht den Durst, beruhigt den Magen und hat null Kalorien.

Viele Ballaststoffe Die Umstellung auf kleinere Portionen fällt leichter, wenn man zunächst viele kalorienarme Ballaststoffe isst, die den Magen füllen, ohne anzusetzen. Sehr gut sind Möhren, Bleichsellerie oder andere Gemüse als Rohkost. Ebenso lecker und hilfreich: große Melonenschnitze zum Dessert.

Französisches Vorbild

Wenn wir langsam essen, spüren wir rechtzeitig, wann wir satt sind. Vorbildlich machen es die Franzosen: Ein gutes Menü be-

Gewöhnen Sie sich an, langsam zu essen und gut zu kauen. Das gibt einerseits dem Sättigkeitsgefühl die Chance, sich bemerkbar zu machen, andererseits erleichtert es die Verdauungsarbeit. Wenn Sie – nur mal zur Probe – ein trockenes Brötchen ganz langsam essen und jeden Bissen gut kauen, werden Sie feststellen, dass es dann nicht nur flüssig rutscht, sondern auch leicht süß schmeckt. Denn die Stärke wird vom Speichel bereits in Zweifachzucker zerlegt. Das Essen wird durch gutes Kauen also viel bekömmlicher. Besonders wichtig ist das, wenn Sie anfangen, mehr Gemüse und vollwertige Kohlenhydrate zu essen. Erleichtern Sie

Ihrem Magen die Arbeit: Kauen Sie gut, anstatt halb zerkleinerte Speisen mit reichlich Flüssigkeit herunterzuspülen.

Wann trinken? Besser ist es, vor und nach dem Essen zu trinken, nicht jedoch währenddessen. Dadurch kauen wir intensiver, und das Essen wird viel bekömmlicher.

Hunger oder Appetit?

Manchmal ist es gar nicht so leicht zu erkennen, wann man wirklich Hunger hat. Ist das jetzt vielleicht nur der kleine Appetit zwischendurch? Oder einfach nur Langeweile, Nervosität oder Angst? Hier hilft folgender Trick: Stellen Sie sich eine Karotte oder einen Apfel vor. Würden Sie beides mit Freuden essen? Oder wären Sie gar mit einer Kante alten Brotes zufrieden? Okay, das klingt nach Hunger.

Sie können aber auch einfach einige Minuten abwarten. Ein kleiner Appetit verschwindet wieder (um sich nach etwa einer halben Stunde wieder zu melden). Natürlich können Sie auch überlegen, wann Sie denn das letzte Mal gegessen haben: Völlig klar, dass Sie hungrig sind, wenn die letzte Mahlzeit mehrere Stunden zurückliegt.

Wichtig ist, dass Sie wieder ein Gefühl dafür entwickeln, wann Sie essen sollten. Viele Menschen kennen das Gefühl Hunger gar nicht mehr, weil sie ständig naschen. Die Werbung macht es schon den Kleinsten vor: Kommt der kleine Hunger, steht Mama mit einer Milchschnitte bereit. Professor Michael Hamm: «Ständiges Zwischendurchessen hält den Insulinspiegel hoch und wirkt dadurch dem Fettabbau entgegen.»

Viele Diätpläne enthalten vor- und nachmittags eine kleine Zwischenmahlzeit. Der Vorschlag einer Frauenzeitschrift in einer Liste erlaubter Snacks: «Fünf Müslikekse oder sieben Buchstaben Russisch Brot». Wer bitte möchte sich daran halten? Mein Vorschlag: Verzichten Sie auf Zwischenmahlzeiten. Sie regen nur den Appetit an, ohne wirklich Substanz zu bieten. Trinken Sie stattdessen lieber einen – kalorienfreien – Tee oder ein Mineralwasser.

Mehr Zeit Ein großer Vorteil von drei statt fünf Mahlzeiten: Ihnen bleibt mehr Zeit, sich auf die wichtigen Dinge des Lebens zu konzentrieren.

Doch keine Regel ohne Ausnahme: Wer beispielsweise direkt nach der Arbeit zum Sport oder einem weiteren Geschäftstermin gehen will, sollte davor einen leichten Imbiss nehmen. Gut ist dann Joghurt oder frisches Obst, zum Beispiel eine Banane oder eine Portion Trauben und eine kleine Hand voll Nüsse. So bleibt die Konzentration erhalten, und Sie fühlen sich wach und leistungsfähig. Auch auf ausgedehnten Ausflügen kann eine kleine Zwischenmahlzeit sinnvoll sein. Sie bleiben fit, fühlen sich wohl und kommen locker an allen Imbissbuden vorbei.

Slow Food statt Fast Food

Langsam und genussvoll zu essen ist die Devise. Wenn Sie abnehmen wollen, sollten Sie sich an drei Hauptmahlzeiten halten. Lassen Sie keine Mahlzeit ausfallen, denn zu lange Pausen führen wiederum zu Heißhungerattacken. Sodass man zu viel, zu schnell

und oft auch noch das Falsche isst; denn wer schon ein «Loch im Bauch» hat, wird sich nicht mit Gemüseputzen aufhalten, sondern schiebt stattdessen lieber ein Fertiggericht in die Mikrowelle. Ein guter Mittelweg für Gestresste: Verwenden Sie tiefgekühltes Gemüse und kombinieren Sie es mit frischen Zutaten.

Fix und fettig Fertiggerichte sind meist nicht nur zu fett und zu salzig, sie enthalten auch zahllose Zusätze wie Geschmacksverstärker, Stabilisatoren, Farb- und Konservierungsstoffe. Dafür fehlt es an Vitaminen und wichtigen Mineralstoffen.

Lesen Sie mal die Zutatenliste auf den Packungen. Wollen Sie das wirklich alles essen? Sie müssen ja nicht völlig abstinent leben; bei den Fertiggerichten gilt wie beim Fast Food: Hin und wieder ein Hamburger macht nicht dick, schlecht ist nur, wenn er zur Gewohnheit wird. Greifen Sie also ruhig zu, wenn Sie Lust darauf haben! Und genießen Sie ihn dann auch ohne schlechtes Gewissen.

Kalorienbombe Ein Big Mäc von McDonald's hat 238 Kalorien pro 100 Gramm! Er wiegt gut 200 Gramm, das macht 476 Kalorien! 46 Prozent davon kommen aus dem Fett, 34 Prozent aus Kohlenhydraten und 20 Prozent aus Eiweiß.

Wenn Sie jedoch ständig zu viel essen, ist es zweitrangig, aus welcher Nahrung die überschüssigen Kalorien kommen: Das Fett wird wachsen, statt zu schmelzen. Eine Frau verbraucht bei leichter Arbeit etwa 2000 Kalorien am Tag, ein Mann etwa 2400. Wollen Sie also abnehmen, müssen Sie unter diesem Wert bleiben.

Mehrverbrauch Für Leistungssportler/innen und Schwerarbeiter gelten andere Werte. Sie brauchen etwa 1000 bis 1600 Kalorien mehr am Tag. Doch sie haben meistens auch keinen Bauch.

Checkliste Bewusst essen
→ Essen Sie langsam und kauen Sie gründlich.
→ Essen Sie eine Vorspeise, wenn Sie sehr hungrig sind.
→ Hören Sie auf zu essen, sobald Sie sich satt fühlen.
→ Verzichten Sie auf unnötige – vor allem süße – Zwischenmahlzeiten.
→ Meiden Sie Fast Food und Fertiggerichte.
→ Nicht die Ausnahme macht dick, nur die Gewohnheit.

Auf Reisen und im Restaurant

Wenn Sie unterwegs sind, zahlt sich unser Bausteinprogramm so richtig aus. Haben Sie sich an die optimale Zusammenstellung der Speisen gewöhnt, können Sie selbst bei der opulentesten Auswahl gelassen bleiben.

Starten wir mit dem Büfett: Eine große Menge an Speisen, attraktiv dekoriert, verführt dazu, kräftig zuzulangen. Die Tischgespräche kreisen um marinierte Flugenten, überbackene Tagliatelle und gegrillten Lachs. Bleiben Sie ganz cool. Beginnen Sie mit der Basis: einem knackig frischen Salat mit einem Vollkornbrötchen. Dazu ein Dressing aus Essig und Öl oder eine Joghurt-Kräuter-Mischung. Essen Sie genüsslich und langsam, und machen Sie eine Pause, bevor Sie das Angebot von Neuem sichten. Beim zweiten Gang beachten Sie die Ampelregel: Wählen Sie nach den Farben Rot, Gelb und Grün aus. Das verspricht Frische, wertvolle Pflanzenstoffe und Vitamine.

Vermeiden Sie die Farbe Weiß: Alles Sahnige und Cremige ist fett und kalorienschwer. Verzichten Sie auf Salate, die mit Mayonnaise angemacht sind, lassen Sie das fette Gratin und die Sahnenudeln links liegen. Stattdessen füllen Sie Ihren Teller mit frischem Gemüse in allen Ampelfarben. Gibt es mageren Schinken, kalten Braten oder geräucherte Forelle? Greifen Sie zu!

Beim Dessert vermeiden Sie Cremiges wie Tiramisu oder Mousse au Chocolat. Auch die Käseplatten sind besser zu umrunden. Dafür können Sie bei den frischen Früchten zugreifen. Besonders kalorienarm und voller Vitalstoffe sind Melonen und Beeren.

Am Mittelmeer

Wo steht, dass man im Urlaub zunehmen muss? Gerade in den Mittelmeerländern haben Sie eine große Auswahl an leichten, bekömmlichen Gerichten. Lernen Sie von den Menschen im Süden: Wer aufgrund der Hitze erst spätabends isst, lässt am nächsten Morgen das Frühstück aus. Ein Milchkaffee und ein Keks – alternativ ein paar frische Früchte – reichen dann locker bis zur Mittagszeit. Verzichten Sie auf das «angereicherte Frühstück» oder das üppige Büfett nach Art der Deutschen. Essen Sie tagsüber leichte Speisen: Salate und reich-

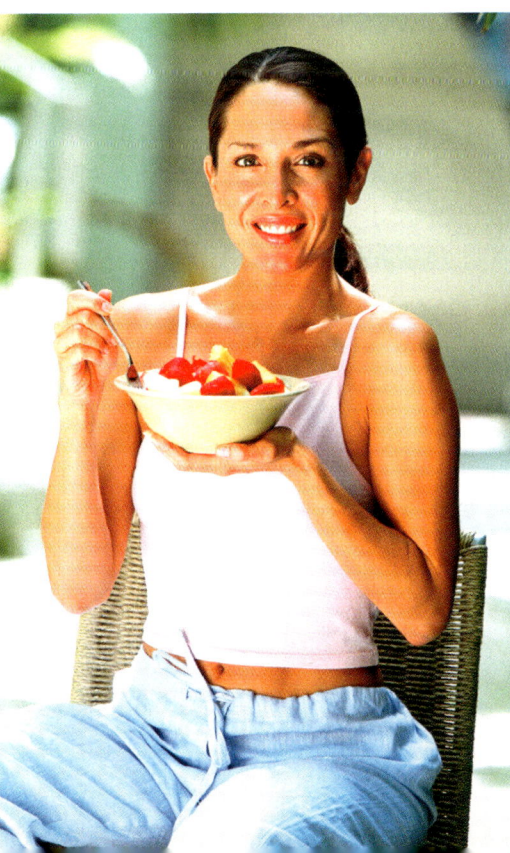

lich Obst kühlen und bringen Flüssigkeit.

Essen Sie niemals, weil

→ Essenszeit ist;
→ das Essen nun mal auf dem Tisch steht;
→ Sie höflich sein wollen;
→ das Büfett gratis ist;
→ es vielleicht später nichts mehr gibt;
→ andere gerade auch essen.

Im Restaurant

Mit dem einfachen Prinzip «Viele Kohlenhydrate, wenig Fett» können Sie auch im Restaurant klug auswählen. Scheuen Sie sich nicht, den Kellner nach der Zubereitungsart der Speisen zu fragen: Wie werden die Nudeln «nach Art des Hauses» gemacht, welche Beilagen werden mit dem Kräuterfilet serviert? Nehmen Sie eine leichte Vorspeise, zum Beispiel einen Salat, und bestellen Sie als Hauptgericht eine kleine Portion.

Expertentipp «Überbrücken Sie Wartezeiten im Restaurant nicht mit Brot und Butter, sondern mit Gemüsestiften und Kräuterquark.»
Prof. Michael Hamm, Ernährungswissenschaftler

In einem feinen und teuren Hamburger Fischrestaurant wollte ich das Angebot «Auf Wunsch servieren wir die Hauptgerichte auch als halbe Portion» annehmen, zumal ich als Vorspeise eine Krebssuppe bestellt hatte. Der gewichtige Kellner beschied mein Ansinnen mit «Das ist nicht viel, das können Sie leicht essen». Als die sehr üppige, für meinen Appetit viel zu große Portion, kam, wusste ich, weshalb der Kellner so dick war.

Lassen Sie sich nicht überreden! Es ist Ihr Bauch. Ein gutes Restaurant zeichnet sich nicht durch riesige Portionen aus. Diese Zeiten sind glücklicherweise vorbei. Folgen Sie auch nicht dem Spruch der alten Schwaben: «Lieber den Magen verrenken, als dem Wirt was schenken.» Im Zweifel geht der Rest eben zurück in die Küche.

Im Alter fit Weniger zu essen senkt nicht nur das Herzinfarktrisiko. Es hält auch im Alter geistig fitter. Wissenschaftler der Universität Kentucky (USA) haben bei Tests mit Ratten nachgewiesen, dass eine reduzierte Nahrungsaufnahme vor Krankheiten wie Alzheimer und Parkinson schützt.

Lunchpakete
für unterwegs

Wer viel unterwegs ist, weiß, was in der Bahn, in Flugzeugen oder Autobahnraststätten serviert wird. Frisches und Gesundes ist nur schwer zu bekommen.
Da hilft nur eines: Versorgen Sie sich selbst. Kaufen Sie vor der Reise knusprige Vollkornbrötchen, Pittabrot oder Ciabatta, und belegen Sie die Brote mit frischen Salatblättern und Geflügelsülze, mit magerem Schinken und Gurkenscheiben oder mit Tomaten und Mozzarella. Würzen Sie mit Meerrettichpaste oder Senf, mit frischen Kräutern und Sprossen, mit Pfeffer und Paprika. Seien Sie kreativ. Auf der Reise werden Sie sich über Ihr leckeres Sandwich freuen. Dazu gibt es reichlich

Obst und knabberfertig vorbereitetes Gemüse.
Eine große Flasche stilles Mineralwasser löscht den Durst und sollte auch im Flugzeug immer dabei sein.

Stilles Wasser Machen Sie es wie die Models, und nehmen Sie auf Reisen immer eine Flasche stilles Wasser mit. Die Flüssigkeit dämpft Hungergefühle und schützt die Haut in der trockenen Kabinenluft.

Ist die Zeit zu knapp, um belegte Brote vorzubereiten, halten Sie im Bahnhof nach einem Sandwichla-

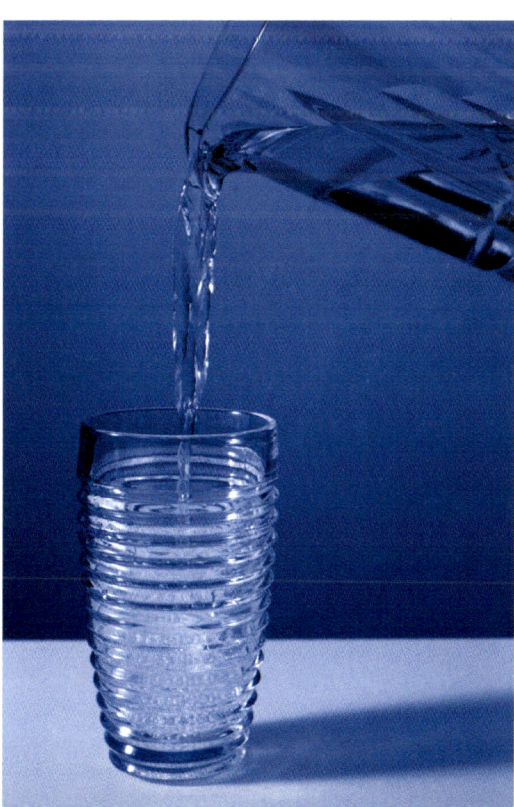

den Ausschau. Den Croissant-Shop lassen Sie links liegen, auch wenn der (meist synthetische) Duft verlockend ist; Croissants machen nur kurze Zeit satt und haben sehr viele Fettkalorien (s. Tabelle auf Seite 142). Scheuen Sie sich nicht, selbst im Erste-Klasse-Abteil Ihren Proviant auszupacken. Sollte der Schaffner missbilligend gucken, denken Sie immer daran: Es ist Ihr Bauch! Gute Reise!

Checkliste
Essen auf Reisen
→ Am Büfett starten Sie mit Rohkost und Salaten.
→ Bevorzugen Sie Knackiges, meiden Sie Cremiges.
→ Bestellen Sie im Restaurant kleine Portionen.
→ Denken Sie daran: Sie müssen nicht alles aufessen!
→ Nehmen Sie für lange Fahrten frische Sandwiches und Obst mit.
→ Packen Sie immer eine Flasche stilles Mineralwasser ein.

Verdauung gut – alles gut

Nicht nur auf Reisen sind wir oft gezwungen, stundenlang still zu sitzen. Keine gute Voraussetzung für eine reibungslose Verdauung. Als Vorbeugung empfiehlt es sich, regelmäßige Bewegungspausen einzulegen. Stehen Sie auf Langstreckenflügen mindestens stündlich auf, selbst wenn Sie damit drei Leute stören müssen. Beim Autofahren halten Sie öfters an und steigen aus, im Zug gehen Sie spazieren. Auch im Büro erinnern Sie sich regelmäßig an die Bewegungspausen. Was Sie sonst noch unternehmen können, erfahren Sie im folgenden Kapitel.

Luft im Bauch

Nicht immer ist ein rundes Bäuchlein durch eine schlechte Haltung oder kleine Fettpolster bedingt. Vor allem Frauen leiden häufig unter Blähungen, die den Bauch aufwölben und sehr unangenehm sein können.

Eine der häufigsten Ursachen ist – neben zu wenig Bewegung – das Verschlucken von Luft. Verstärkt werden können die Symptome durch hastiges Essen oder Nervosität. Die Abhilfe ist einfach, wenn auch, vor allem bei berufstätigen Menschen, nicht leicht umzusetzen: Nehmen Sie sich Zeit zum Essen, und konzentrieren Sie sich darauf. Sehen Sie dabei weder fern noch studieren Sie die Börsenkurse oder die Unterlagen für das nächste Meeting.

Ganz wichtig ist auch, dass Sie gründlich kauen. Besonders Gemüse und Vollkornprodukte, Naturreis oder Obst brauchen diese mechanische Vorbehandlung im Mund. Vermeiden Sie es, während des Essens zu trinken. Trinken Sie nur vor oder nach dem Essen.

ser sind das vor allem Bier oder Sekt. Viel besser sind stille Wasser und Kräutertees, zum Beispiel Pfefferminz-, Anis- oder Fencheltee. Die Tees beruhigen die wehenden Winde und haben null Kalorien.

Vielleicht bereitet Ihnen auch die Umstellung auf kohlenhydratreiche und damit ballaststoffreichere Ernährung Probleme. Möglicherweise geben Sie auch noch zusätzlich Ballaststoffe wie Kleie in Ihr Müsli, um die Verdauung zu beschleunigen. Lassen Sie die Zusätze erst einmal weg, und erhöhen Sie den Gehalt an Ballaststoffen dann langsam Schritt für Schritt. Lassen Sie auch Ihrem Magen und Ihrem Darm Zeit für die Umstellung.

Kümmel gegen Blähungen

Aus der Trickkiste der «Hobbythek»: Reiben Sie ein bis zwei Tropfen ätherisches Kümmelöl auf die Fußsohlen. Von dort dringt es am besten in den Körper und hilft hervorragend gegen Blähungen.

Wenn Sie häufig unter Blähungen leiden, sollten Sie alle kohlensäurehaltigen Getränke vermeiden: neben sprudelndem Mineralwas-

Ballaststoffe

Die Deutsche Gesellschaft für Ernährung empfiehlt 30 Gramm Ballaststoffe pro Tag.

Schwer verdaulich

Einige Speisen sind per se schwer verdaulich. Vor allem frisches Vollkornbrot liegt oft wie ein Wackerstein im Magen. Probieren Sie folgende Tricks:

→ Kaufen Sie Brot vom Vortag, oder lassen Sie frisches Brot mindestens einen Tag liegen.

→ Toasten Sie die Scheiben an.

Wenn beides nicht hilft, kaufen Sie Brot aus ausgemahlenem Mehl. Selbst Bio-Bäcker bieten heute diese feineren Sorten an. Es muss kein «Ganzkornbrot» sein, wenn es Ihnen nicht bekommt. Menschen, die schnell Fett ansetzen, haben oft einen schwächeren Stoffwechsel. Hat der Körper zu wenig Energie, ist die Verdauung schlecht, und es bleibt mehr hängen. Vollkornkost kann dann unter Umständen zu schwer sein.

«Heiße» und «kalte» Nahrungsmittel

Manche Idee der jahrtausendealten Ernährungslehren – zum Beispiel der griechischen Hochkultur oder der indischen Lehre des Ayurveda – ist auch in unserem Alltagswissen erhalten: Melonen, Tomaten oder Grapefruit essen wir lieber im Sommer, «weil sie so schön kühlen». Im Winter lieben wir «wärmende» Gewürze wie Zimt und Kardamom, Ingwer und Pfeffer – in Pfefferkuchen oder als Sud in heißem Glühwein oder Punsch.

Suchen Sie sich aus dem großen Angebot an fettfreien und fettarmen Nahrungsmitteln die für Sie richtigen aus. Folgen Sie Ihrem Gespür und wählen Sie nur Speisen, die Sie vertragen.

Vor allem rohes Gemüse und Salat ist manchmal schwer aufzuschließen. Es ist zudem thermisch kalt; Menschen, die leicht frieren, sollten deshalb als Vorspeise lieber eine Brühe essen. Auch scharfe Gewürze wie Chili oder Curry erzeugen Wärme; Lamm- und Rindfleisch sind «wärmer» als weißes Fleisch.

Fitte Frauen frieren weniger
Vor Kälte schützen Muskeln deutlich besser als Fettpölsterchen. Die durchtrainierten, schlanken Frauenkörper nutzen den Sauerstoff besser und produzieren mehr Hormone, die dem Körper helfen, sich auf niedrige Temperaturen einzustellen.

Die richtige Zubereitung der Speisen verbessert ihre Verträglichkeit. Lernen Sie von den Chinesen: Gemüse wird kurz angedünstet statt roh gegessen; so erhält es mehr Wärme und kann leichter verdaut werden. Auch die Kombination mit bestimmten Kräutern und Gewürzen wirkt oft Wunder – vor allem bei Nah-

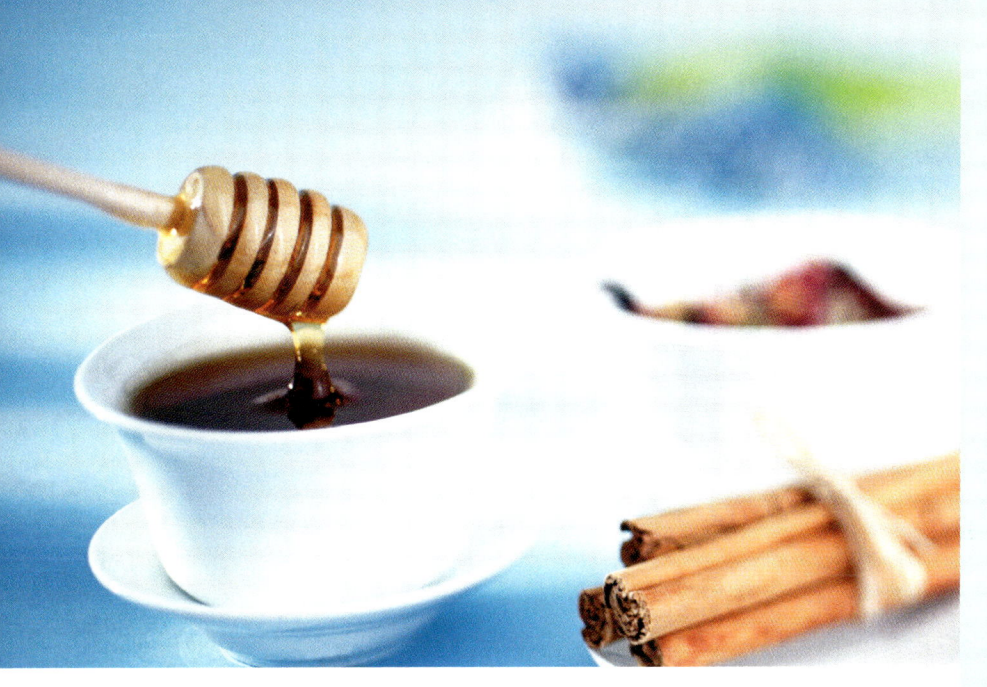

rungsmitteln, die von Natur aus blähend wirken, wie Hülsenfrüchte (Erbsen, Linsen oder Bohnen), Kohl und Zwiebeln, Rettich, Gurken, frische Pflaumen und anderes Kernobst. Kochen Sie Bohnen also immer mit Bohnenkraut und Kohl mit Kümmel. Legen Sie Gurken zuerst in Salz ein (Flüssigkeit danach wegschütten), und machen Sie den Gurkensalat mit reichlich Dill an. Auch Thymian, Rosmarin und Salbei, Anis, Kardamom und Ingwer fördern die Verdauung.

Pflaumen sind als Kompott oder getrocknet besser bekömmlich, ohne dabei allzu viel von ihren wertvollen Inhaltsstoffen einzubüßen. Prima sind auch Sauermilchprodukte, speziell Joghurt mit Lebendkulturen. Auch Milchzucker (aus Apotheke oder Reformhaus) schützt den Darm und fördert die Verdauung. Sie können ihn zum Beispiel ins Müsli geben oder in ein Naturjoghurt einrühren.

Hilfe bei Blähungen
Bei akuten Beschwerden hilft eine Wärmflasche oder ein warmer Bauchwickel, ein Kümmel-Anis-Tee oder auch ein Spezialpräparat aus der Apotheke, das die Gasblasen im Darm zerstört.

Viel Bewegung

Nach dem Essen ist ein Verdauungsspaziergang ideal. Wer den ganzen Tag auf dem Schreibtischstuhl sitzt und mittags schnell in die Kantine hetzt, muss sich nicht wundern, wenn das Mittagessen im Magen rumort. Eine halbe Stunde Bewegung am Tag ist das beste Hilfsmittel gegen Verdauungsbeschwerden.

Checkliste
Gute Verdauung
→ Nehmen Sie sich Zeit zum Essen und kauen Sie gründlich.
→ Verzichten Sie auf kohlensäurehaltige Getränke.
→ Dünsten Sie Gemüse kurz an.
→ Würzen Sie mit passenden Kräutern und Gewürzen.
→ Achten Sie auf Ihre persönliche Verträglichkeit der Speisen.
→ Bewegen Sie sich jeden Tag mindestens eine halbe Stunde.

Schlauer trinken

Das beste und bekömmlichste Getränk ist zugleich das einfachste: Wasser. Frisches, natürliches Mineralwasser löscht den Durst perfekt und kann, da es keine einzige Kalorie enthält, in beliebiger Menge getrunken werden. In manchen In-Kneipen ist es bereits Trend: Dem Gast wird neben der Weinkarte auch eine spezielle Wasserkarte gereicht. Welches Wasser Sie wählen, bleibt ganz Ihrem Geschmack überlassen. Wenn Sie es prickelnd mögen und gut vertragen, nehmen Sie Mineralwasser mit Kohlensäure. Bekömmlicher ist stilles Wasser. Im Sommer oder auch zu Erkältungszeiten ist Wasser mit einem Spritzer frisch gepresster Zitronensaft der ideale Erfrischungsdrink.

In den USA wird im Restaurant stets frisches Eiswasser serviert. Kostenlos. Auch im Süden Europas gibt es häufig ein Glas Wasser zum Tee oder Kaffee. Wieso Mineralwasser in Deutschlands Restaurants und Kneipen oft mehr als Bier kostet, wird wohl

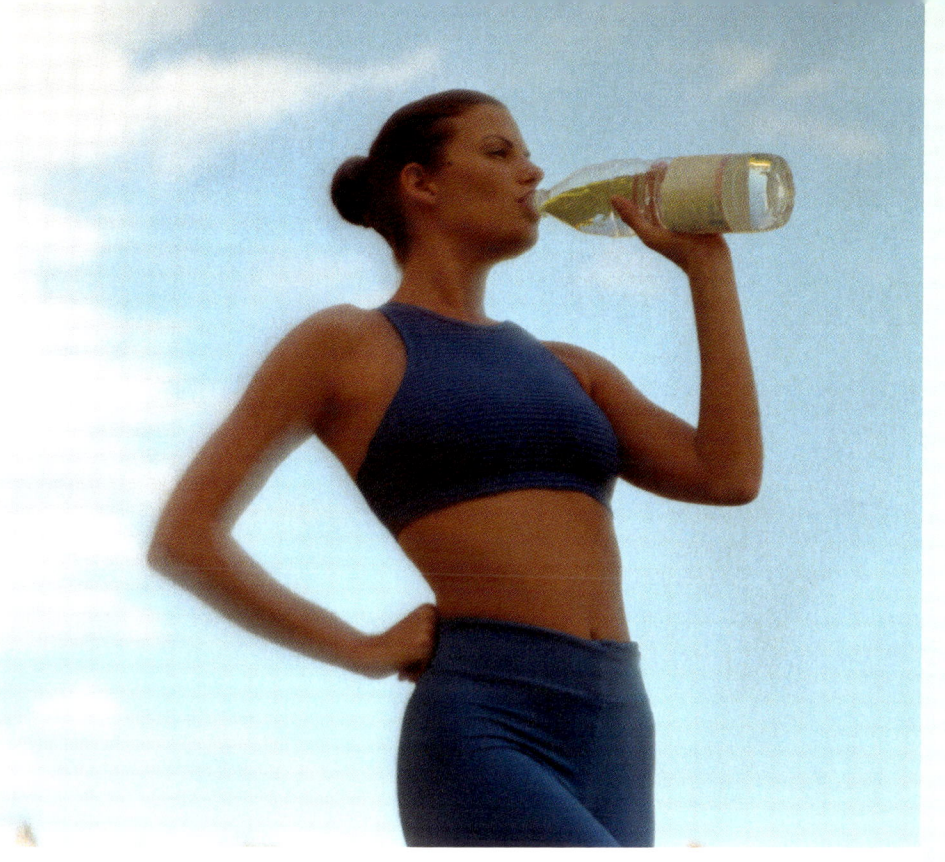

ewig ein Rätsel bleiben. Oder könnten das unsere Bierbrauer lösen?

Wasser ist die Grundlage für alle Tees, ob Kräuter- oder Gewürztee, Früchte- oder schwarzer Tee. Im Sommer ist ein – selbst zubereiteter – Eistee oft sehr angenehm. Models schwören zum Abnehmen auf Matetee, der neben vielen Mineralstoffen auch Koffein enthält und dadurch anregend wirkt. Nachweislich gesund ist grüner Tee: Etwa vier Tassen täglich sollen das Krebsrisiko deutlich vermindern.

Kräutervielfalt Immer raffinierter werden die Zusammensetzungen der Kräuter- und Früchtetees. Während ein «Liebes-Tee» mit Minze und Rosmarin die Durchblutung steigern soll, verspricht ein anderer mit Pu-Erh, Ingwer, Kardamom und Nelken die Kräfte in der Körpermitte (vulgo: Bauch) zu stärken. Wohlschmeckend sind beide – wie so viele der so genannten «Wellness»-Mischungen. Testen Sie doch mal die neue Vielfalt.

Wasser ist auch die ideale Basis für Sportlerdrinks. Wer beim Sport stark geschwitzt hat, kann die Erholung danach mit der richtigen Mineralienmischung unterstützen. In Apotheken gibt es wasserlösliches Mineralpulver, das die mit dem Schweiß verloren gegangenen Elektrolyte im Turbotempo ersetzt. Auch Apfelsaft- oder Orangensaftschorlen im Verhältnis von 1:2 (etwa ein Drittel Fruchtsaft auf zwei bis drei Teile Wasser) sind nach dem Sport ideal. Das Mischungsverhältnis ist isotonisch, entspricht also dem der Körperflüssigkeiten und wird dadurch gut aufgenommen. Das Mineralwasser sollte reichlich Natrium (über 200 mg/l), Magnesium und Kalzium enthalten.

Wer nicht länger als eine Stunde walken oder eine halbe Stunde joggen war, benötigt nur reines Wasser. Es zischt nach dem Sport wunderbar.

Alkohol

Auch wenn viele männliche Freizeitsportler partout nicht davon lassen wollen: Bier ist nach dem Sport alles andere als sinnvoll, denn wie jeder Alkohol entzieht es dem Körper Flüssigkeit. Bier löscht den Durst nicht, sondern vergrößert ihn. Ein Vorschlag: Zunächst ein großes Glas Wasser oder einen Mineraldrink – dann ein kleines Bier.

Alkoholfreies Bier Alkoholfreies Bier ist nicht nur ideal für Autofahrer/innen, es hat auch weniger Kalorien als herkömmliches Bier.

Wasser macht Alkohol bekömmlicher. An manchen Tagen kann eine Weinschorle angenehm sein. Sie können auch ein kleines Glas Wein trinken und dazu ein großes Glas Wasser. Ab und zu ein Gläschen Wein oder Sekt – dagegen ist auch während des Abnehmens nichts einzuwenden.

In Maßen Frauen dürfen täglich maximal 20 Gramm Alkohol trinken, Männer 40. Das entspricht einem beziehungsweise zwei Glas Wein. Alles darüber hinaus ist schädlich.

Mehr sollte es allerdings nicht werden. Denn erstens ist Alkohol nach Fett die kalorienreichste Substanz: Ein Gramm hat sieben Kalorien! Zweitens macht es leichtsinnig: Wie viele gute Vorsätze wurden schon im Rausch über Bord geworfen! Zudem regt Alkohol den Appetit an: Nach dem zweiten Glas Wein glaubt man, wieder ein wenig Hunger zu spüren, und packt nochmal die Käseplatte auf den Tisch. In der Kneipe bestellt man schnell noch eine Kleinigkeit oder knabbert die Brezeln weg. Alkohol wirkt diuretisch, das heißt, er regt die Nieren zur vermehrten Wasserausscheidung an. Das wiederum bedeutet, dass mehr Wasser getrunken werden muss, was beim Abnehmen ohnehin oft zu kurz kommt. Alkoholische Getränke liefern zudem kaum Vitamine oder Mineralstoffe. Und: Alkohol hemmt den Fettabbau!

Viel trinken
Auch wenn es mittlerweile bekannt sein sollte: Viel Flüssigkeit hilft beim Abnehmen. Trinken Sie jeden Tag zwei bis drei Liter Wasser oder Tee.

Lecker: alkoholfreie Drinks

Bars bieten immer auch alkoholfreie Cocktails, die vitaminreich sind und prima schmecken. Sollten Sie nicht auf der Karte stehen: Fragen Sie den Barkeeper danach. Frucht- und Gemüsesäfte sind ideal zum Mixen. Sie enthalten viele Vitamin- und Mineralstoffe und keinen künstlichen Zucker. Nektare und Fruchtsaftgetränke (mit Zuckerwasser verdünnter Saft) und Limonaden haben dagegen reichlich Zucker. Verdünnen können Sie selbst: Mischen Sie auch für Ihre Kinder reine Fruchtsäfte mit Mineralwasser. So bekommen sie keinen unnötigen Zucker, und es prickelt dennoch schön.

Im Sommer sind Milchgetränke wie Buttermilch, Kefir, flüssiger Joghurt oder Milch erfrischend. Achten Sie dabei immer auf den Fettgehalt. Denn streng genommen ist Milch ein Nahrungsmittel und kein Getränk. Gezielt eingesetzt kann es Wunder wirken: Wer beim Sport ein kleines Formtief hat, kann sich mit einem Bananen-Shake schnell wieder aufbauen. Oder testen Sie doch mal folgendes Rezept:

Buttermilch-Himbeer-Shake
100 Gramm Himbeeren pürieren, 150 Gramm Buttermilch dazugeben, gut vermischen und mit Zitronensaft und Süßstoff abschmecken. Für eine gute Verdauung 10 Gramm Milchzucker einrühren.
Dieser Drink liefert bei 130 Kalorien 7 Gramm Eiweiß, 22 Gramm Kohlenhydrate und nur 1 Gramm Fett!

Was andere Getränke an Kalorien mitbringen, sehen Sie in folgender Tabelle.

Kalorien-Kompass Getränke

Getränke	Kalorien/200 ml
Wasser	0
Tee (ohne Milch oder Zucker)	0
Kaffee (ohne Milch oder Zucker)	0
Kaffee (mit Milch und Zucker)	36
Alkoholfreies Bier	56
Buttermilch	70
Orangensaft	82
Pilsener Lagerbier (5 % Alkohol)	86
Apfelwein (5 % Alkohol)	90
Trinkmilch (1,5 % Fett)	94
Kefir (1,5 % Fett)	100
Cola	114
Kefir (3,5 % Fett)	122
Trinkmilch (3,5 % Fett)	128
Weißwein (9–10 % Alkohol)	130
Doppelbockbier, dunkel (8 % Alkohol)	138
Weinbrand (38 % Alkohol)	440

Stolpersteine entdecken

«Ich ess doch gar nichts», sagen viele dicke Frauen. Und in der Tat stochern sie während der Mahlzeiten zierlich in ihrem Salatteller. Dafür essen viele beim Kochen, bei der Zubereitung der Extrakost für die Kinder oder nach dem Essen, weil noch so viel übrig geblieben ist. Andere naschen beim Einkaufen oder gönnen sich zwischendurch ein Stückchen Kuchen oder Schokolade.

«Iss nie die Reste deiner Kinder!» nennt Gesa Schlichting, Autorin des Buches «Fitness mit Kind», als eine ihrer Grundregeln.

Ein Freund von mir, viel beschäftigter Anwalt und Bauchträger, sagt, er komme während seiner Geschäftsreisen einfach nicht zum Essen. Um genau zu sein, isst er so lange nichts, bis ihm vor Hunger ganz schlecht ist. Dann hält er an der nächsten Imbissbude und bestellt Currywurst mit Pommes. Selbst das engagierteste Plädoyer im Gerichtssaal baut diese geballte Ladung Fett nicht ab. Bei einem Kollegen fährt immer eine Tüte Kekse mit. Doch Kekse enthalten viel Fett und viel Zucker, aber wenig Nährstoffe. Zudem lässt der Zucker den Insulinspiegel hochschnellen, um darauf rapide wieder abzufallen. Heißhunger ist die Folge.

Fettarm knabbern Ersetzen Sie fettes Knabberzeug durch leichte Alternativen. Greifen Sie zu Asia-Reisgebäck und Grissini. Oder knabbern Sie Gemüsestangen mit frischem Joghurt-Kräuter-Dip.

Führen Sie Buch

Viele wissen nicht so genau, wo ihre Essfallen lauern. Dann ist ein Ess-Tagebuch hilfreich, in das Sie alles notieren – jeden (!) Happen und jedes kalorienhaltige Getränk. Schreiben Sie auch dazu, in welcher Stimmung Sie waren, als Sie gegessen haben. War Ihnen kalt? Hatten Sie Langeweile? Oder waren Sie unruhig und nervös? Vielleicht drückte ein wichtiger Termin aufs Gemüt, und Sie glaubten, sich mit Schokolade beruhigen zu müssen.

Schokolade Deutsche und Schweizer sind Weltmeister, wenn es um die Schokolade geht. Die Schweizer essen jährlich 10,18 Kilogramm, die Deutschen liegen mit 10,12 Kilogramm nur knapp darunter.

Süßes ist so verführerisch, weil es uns entspannt und glücklich macht. Doch leider macht es unsere ganzen Bemühungen beim Abnehmen zunichte, was wiederum dazu führt, dass wir schlechte Laune bekommen. Langfristig hilft nur eines: Sorgen Sie dafür, dass Ihre Mahlzeiten gut sättigen und ausgewogen zusammengestellt sind.

Soll uns ein Essen richtig zufrieden machen, enthält es alle Geschmacksrichtungen: Sauer, bitter, scharf, salzig und süß. Wenn Sie Lust auf Süßes haben, essen Sie direkt nach dem Essen ein Stück frisches Obst. Wenn Sie auf den zarten Schmelz partout nicht verzichten wollen, können Sie statt Obst auch einen Riegel Schokolade oder einen Sahnetrüffel essen. Als krönender Abschluss Ihres Menüs ist das in Ordnung. Essen Sie jedoch nichts Süßes zwischendurch!

Wenn Sie leicht frösteln, machen Sie sich einen duftenden Tee. Besonders gut wärmen Ingwer- oder Yogitee mit Zimt und Kardamom. Probieren Sie auch mal Roiboos- oder Maisbarttee; die bringen Abwechslung und schmecken auch Kindern. Stärkend ist auch eine Tasse Hühnerbrühe.

Hühnerbrühe Hühnersuppe eignet sich nach einem anstrengenden Workout, um den Mineralienhaushalt auszugleichen. Zudem pusht sie die Immunabwehr und ist deshalb auch bei Erkältungen angenehm.

Ändern Sie alte Gewohnheiten

Viele essen, weil ihnen langweilig ist. Legen Sie lieber eine schöne CD auf, nehmen Sie ein Bad oder gehen Sie spazieren.

Regelmäßiges Ausdauertraining ist das beste Mittel gegen Stress. Sie werden belastbarer und haben mehr Energiereserven. Sie schlafen besser, und Ihr Ruhepuls sinkt – aber das kennen Sie ja schon aus unserem Konditionskapitel. Also vergessen Sie nicht Ihr tägliches Maß an Bewegung.

Viele unserer schlechten Angewohnheiten haben ihre Wurzeln in unserer Kindheit. Sicher kennen Sie den Ratschlag: «Kind, iss doch erst mal was.» Bei Kummer und Ärger gab es ein Stück Kuchen oder Schokolade als Seelentröster. Solche Angewohnheiten setzen sich fest. Doch wenn Sie Ihre Mechanismen erst mal kennen, fällt es leichter, sie zu ändern. Als Erwachsene/r sollten Sie bessere Wege finden, sich zu trösten.

Den Heißhunger überlisten

Wenn Sie trotz allem zwischendurch der Heißhunger überfällt, helfen folgende Tricks:

→ Kochen Sie sich einen duftenden Tee.
→ Trinken Sie ein Glas Wasser in kleinen Schlucken.
→ Machen Sie die Energie-X-Übung.
→ Nehmen Sie ein Bad.
→ Schreiben Sie auf, was Ihnen im Kopf herumgeht.
→ Machen Sie einen Spaziergang.
→ Genießen Sie eine Tasse Gemüsebrühe.
→ Telefonieren Sie mit einem guten Freund oder einer guten Freundin.
→ Legen Sie Ihre Lieblingsmusik auf.
→ Entspannen Sie sich mit Atemübungen.

Hilfe beim Abnehmen

Fühlen Sie sich zu schwach oder zu inkonsequent, um allein abzunehmen? Hier helfen betreute Programme wie das BCM Diät- und Ernährungsprogramm.

Wesentlicher Bestandteil ist eine individuelle Beratung und Betreuung, dazu kommen Gruppengespräche und die regelmäßige Messung Ihrer Körperzusammensetzung. Es wird mit speziellen Produkten gearbeitet, die in der «Reduktionsphase» zwei, in der «Integrationsphase» eine Mahlzeit ersetzen. So wird ein Abbau von Muskelmasse vermieden, die Diät ist einfach und zeitsparend. Parallel dazu lernen Sie die richtige Zusammensetzung von gesunden Mischkostmahlzeiten. In der «Stabilisierungsphase» werden wieder drei normale Mahlzeiten gegessen, die Teilnehmer/innen aber noch betreut, bis sie sich allein sicher und stark genug fühlen. Auch nach der Kur wird eine Betreuung angeboten.

Weitere Informationen bei: PreCon GmbH & Co.KG, Darmstädter Straße 63–67, 64404 Bickenbach. Info-Telefon Deutschland: 0180/5 30 50 01 (www.precon.de), Schweiz: 061/3 67 93 67 (www.precon.ch), Österreich: 01/5 03 44 24 (www.precon.at).

Trotz Ausrutschern ans Ziel

Es gibt Tage, da vergessen wir alle guten Vorsätze. Sei es, dass wir einem österlichen Krokant-Eier-Rausch verfallen oder die Hochzeit eines guten Freundes mit einer dreitägigen Fress-Orgie begehen. Nun wäre es grundverkehrt, deswegen das gesamte Veränderungsprogramm über Bord zu werfen. Nur wer Rückschläge einkalkuliert, kommt ans Ziel! Seien Sie trotz aller Eskapaden freundlich zu sich, aber behalten Sie dennoch das Ziel im Auge. Schieben Sie nach Ihren Ausrutschern einen schlanken «Jokertag» und eine Joggingrunde extra ein.

Feiern Sie aber auch Ihre Etappenziele: Die schicke Hose passt endlich wieder? Ab zum Tanz in den Mai! Zum ersten Mal locker 20 Minuten gelaufen? Rein ins

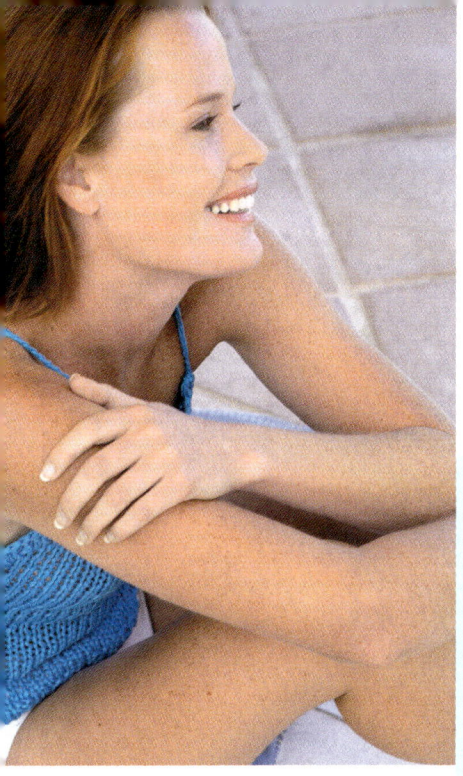

Sportgeschäft und ein neues Rennhöschen erstehen! Oder Sie gönnen sich einen schönen Ausflug in die Berge oder an die See. Belohnen Sie sich zwischendurch immer mal wieder für Ihre Konsequenz: natürlich kalorienfrei und figurfreundlich.

Checkliste
Stolpersteine entdecken

→ Überprüfen Sie Ihre Ess- und Trinkgewohnheiten.
→ Führen Sie ein Ess-Tagebuch.
→ Finden Sie kalorienfreie Alternativen für schwierige Momente.
→ Entspannen Sie sich!
→ Legen Sie ab und zu einen Entlastungstag ein.

Entlastungstage

Ab und zu – maximal einmal pro Woche – können Sie zur Intensivierung Ihres Bauch-weg-Programms einen Jokertag einlegen. Jokertage sind einfach durchzuführen und enthalten alle wichtigen Mineralstoffe für Ihre Gesundheit. Sie helfen, kleine Eskapaden auszugleichen. Viele schätzen sie auch als gutes Mittel, um auf Dauer die schlanke Linie zu halten. An welchem Tag Sie Ihren Jokertag durchführen, bleibt Ihnen überlassen. Viele schwören auf den Samstag, einen Tag, der sowieso aus der Routine fällt. Andere bevorzugen hingegen den Montag als schlanken Wocheneinstieg.

Reistag

Garen Sie 200 Gramm Vollkornreis ohne Salz. Dazu kochen Sie Kompott aus einem Kilo Äpfeln und einer Zimtstange (keinen Zucker zusetzen), das Sie mit etwas Zitronensaft und flüssigem Süßstoff abschmecken können. In drei bis fünf Portionen über den Tag verteilt essen.
Trinken Sie dazu mindestens zwei Liter stilles Mineralwasser oder ungesüßten Früchte- oder Kräutertee.

Obsttag

Essen Sie so viel Obst, wie Sie mögen. Wählen Sie dabei nur Sorten, die gut bekömmlich sind, zum Beispiel Melonen, Erdbeeren, Äpfel, Mangos oder Birnen. Bananen und Weintrauben enthalten relativ viel Zucker und sollten daher nur in kleinen Portionen gegessen werden.
Zum Frühstück trinken Sie reichlich Kräuter- oder Früchtetee. Dazu gibt es eine kleine Schale Leinsamen, die Sie am Abend zuvor eingeweicht haben, mit einer klein geschnittenen getrockneten Feige. Eine halbe Stunde danach folgt das eigentliche Obst-Frühstück.
Mittags und abends essen Sie zwei weitere Obst-Mahlzeiten. Trinken Sie reichlich frischen Kräuter- oder Früchtetee oder stilles Mineralwasser, doch nie zu den Mahlzeiten, sondern (spätestens) eine halbe Stunde davor oder (frühestens) eine halbe Stunde danach.

Molketag

Molke enthält Eiweiß, Milchzucker, Mineralien und Vitamine, aber kein Fett. Trinken Sie ein bis eineinhalb Liter Molke und zusätzlich Kräutertee und stilles Mineralwasser. Dazu als besonderer Gesundheitskick: 80 Milliliter (vier Schnapsgläser) Brennessel- oder Löwenzahnsaft über den Tag verteilt. Brennesselsaft reinigt das Blut und hilft gegen Schwäche, Löwenzahn stimuliert die Leber und unterstützt die Entgiftung. Tipp: Molke und Heilkräutersäfte bekommen Sie am besten im Reformhaus.

Indischer Zitronen-Tag

Diese Kuranleitung kommt aus der Lehre des Ayurveda und soll besonders reinigend wirken. Nach dem Aufstehen auf nüchternen Magen trinken: ein Glas lauwarmes Wasser mit ein bis zwei Teelöffeln frisch gepresstem Zitronensaft und einem Teelöffel Honig.

Frühstück: Ein Glas frisch gepresster Fruchtsaft.

Mittagessen: Eine warme Gemüse- oder dünne Getreidesuppe, frisch gekocht.

Abendessen: Eine Gemüsesuppe, die schärfer gewürzt sein darf, zum Beispiel mit Ingwer, Cumin oder Pfeffer. Als Alternative können Sie auch einen frischen Gemüsesaft zubereiten, am besten aus Karotten oder Roter Bete. Trinken Sie dazu alle halbe Stunde ein paar Schluck heißes Wasser. Es sollte vorher rund zehn Minuten lang gekocht haben, so wirkt es am besten (Tipp: Eine größere Menge kochen und in eine Thermoskanne abfüllen). Andere Getränke sind bei dieser Kur nicht sinnvoll.

Ausgleichsprogramm

Diese Jokertage sind keine Diät und nicht auf Dauer geeignet. Aber als Ausgleichsprogramm wirken sie prima. Obst- oder Safttage können außerdem die Zunge bei der Entwöhnung von zu viel Salz verfeinern.

Literaturtipps

→ Bryson, Bill: Picknick mit Bären. Goldmann Verlag, München 1999

→ Burger, Doris: Fitness statt Nikotin. BLV Verlagsgesellschaft. München 2001

→ Burger, Doris: Fitness für Gestresste. BLV Verlagsgesellschaft, München 2000

→ Burger, Doris: Fitness statt Diät. BLV Verlagsgesellschaft, München 2000

→ Burger, Doris/Schlichting, Gesa: Fitness mit Kind. BLV Verlagsgesellschaft, München 2001

→ Caysa, Volker: Durch dick und dünn. Texte zur Abwehr idealer Körperformen. Reclam, Leipzig 1998

→ Elmadfa, I. u. a.: GU Kompaß Nährwerte. Verlag Gräfe und Unzer, München 1998

→ Fischer, Joschka: Mein langer Lauf zu mir selbst. Verlag Kiepenheuer & Witsch, Köln 1999

→ Gerig, Urs: Walken Technik. BLV Verlagsgesellschaft, München 2001

→ Hamm, Michael: Kann denn Essen Sünde sein? Mosaik Verlag, Niedernhausen 2001

→ Hembd, Corinna: Kalorientabelle. Heyne Verlag, München 1998

→ Helberg, Dörte: Die Fit for Fun-Diät, Südwest-Verlag, München 1998

→ Hellmiß, Margot/Scheithauer, Falk: Gesundes Fasten. Südwest-Verlag, München 2002

→ Klein, Margarita: Beckenboden – deine geheime Kraft. Rowohlt, Reinbek 2003

→ König, Uta: Das große Buch der Fruchtbarkeit. Verlag Gesundheit, München 2000

→ Landis, Robyn: Bodyfood. Rowohlt Verlag, Reinbek 1997

→ Logue, A. W.: Die Psychologie des Essens und Trinkens. Spektrum Akademischer Verlag, Heidelberg–Berlin–Oxford 1995

→ Lützner, Helmut: Wie neugeboren durch Fasten. Verlag Gräfe und Unzer, München 1999

→ Mühlbauer, Winni: So einfach ist laufen. Rowohlt Verlag, Reinbek 1997

→ Ort-Gottwald, Anna: Brigitte – Fettarm schlemmen. Naumann & Göbel, Köln 2002

→ Otto, Petra: Das sanfte Beckenbodentraining. Rowohlt Verlag, Reinbek 1999

→ Pütz, Jean u. a.: Darm & Po. vgs Verlagsgesellschaft, Köln 1997

→ Spengler, Tilmann: Wenn Männer sich verheben. Eine Leidensgeschichte in 24 Wirbeln. Rowohlt Verlag, Reinbek 1998

→ Steffny, Herbert/Pramann, Ulrich: Perfektes Lauftraining. Südwest-Verlag München 1998

→ Stiftung Warentest (Hg.): schlank & fit. Test spezial, Berlin 1998

→ Stiftung Warentest (Hg.): Wa(h)re Schönheit: Beratung beim Fettabsaugen. In: Test Nr. 10/2002

→ Stenglein, Markus/Müller-Hörner, Rainer: Bodyconcept Laufen. Rowohlt Verlag, Reinbek 2002

→ Wessinghage, Thomas: Laufen. BLV Verlagsgesellschaft, München 2002

→ Zhi-Chang, Li: Das Buch der Entspannung. Heyne Verlag, München 2002

Die Autorin

Doris Burger, Jahrgang 1959, hat Sport, Geographie und Erziehungswissenschaft studiert. Nach dem Magisterabschluss war sie Reporterin bei der Heidelberger «Communale», Redakteurin bei «Cosmopolitan» in München, Ressortleiterin bei «Für Sie» und Textchefin bei «Fit for Fun». Seit 1995 arbeitet sie als freie Autorin und Redakteurin in Hamburg, schreibt für renommierte Zeitschriften und veröffentlicht erfolgreiche Gesundheitsbücher. In ihren Sportgruppen setzt sie die Theorie in die Praxis um und bringt die Menschen sacht und sicher in Bewegung.

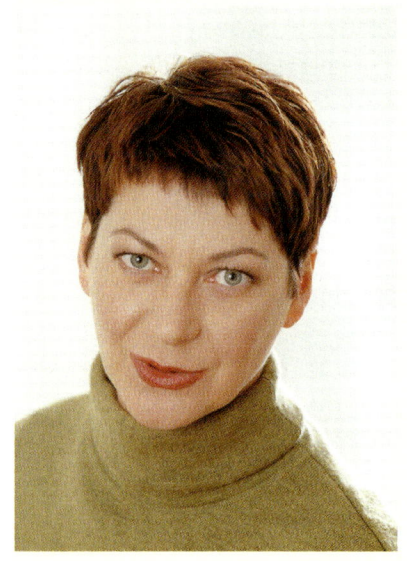

Dank

Für wissenschaftliche Mitarbeit und freundliche Beratung danke ich dem Sportpädagogen Thomas Roth aus Heidelberg, dem Hamburger Internisten Dr. Hartmut Horst, Annette Jonas, Heilpraktikerin und Spezialistin für chinesische Medizin in Hamburg, Renate Burger-Trostmann, Biologin und Chemikerin in Freiburg, sowie Gesa Schlichting, Trendscout und Alltagsfachfrau in Leipzig.

Außerdem danke ich Jennifer Wade, Ausbilderin für Personal Training in München, und Professor Dr. Michael Hamm, Ernährungswissenschaftler in Hamburg.

Mein ganz besonderer Dank gilt Petra Otto, Gymnastiklehrerin und Fitness-Expertin aus Hamburg, die das Übungsprogramm zusammengestellt hat.

Bildnachweis

→ Seiten 1, 16, 20, 24, 43, 47, 49, 56, 61, 73, 76, 78, 80, 108, 110, 112, 129, 137, 139, 151, 157 und Umschlagrückseite
PhotoDisc®

→ Seiten 2, 4, 115 und Umschlagrückseite
EyeWire

→ Seiten 9, 10, 40
electraVision

→ Seiten 14, 27, 34, 39, 121, 124, 132, 135, 149, 155, 165
Image Source AG

→ Seite 36 und Umschlagrückseite
Digital Vision

→ Seite 51
Polar Photo Bank

→ Übungsfotos
Rowohlt/Patrick Beier

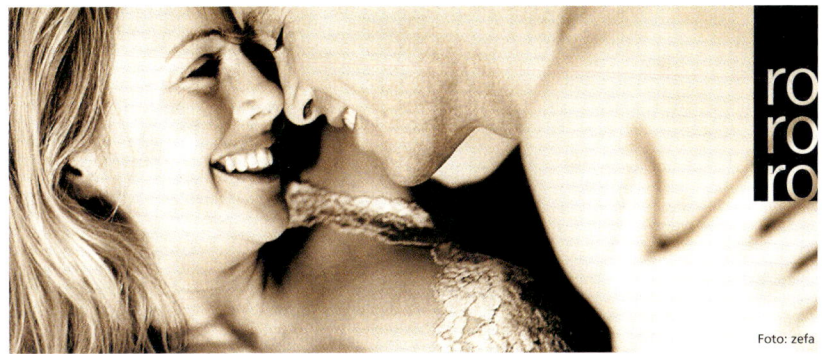

rororo Ratgeber Fitness & Wellness

Kompetente Ratschläge, Tipps und Antworten
zu Bewegung, Energie, Ernährung

Wenig Zeit und trotzdem fit
Marion Appel-Schiefer
Das Quickfit-Programm
Kleiner Aufwand – viel Effekt
Überall und jederzeit
3-499-61022-1

Einfach fit und gesund!
Hans-Dieter Kempf
Bewegung, Energie, Ernährung
Relax- und Anti-Stress-Programm
Mit großem Fitnesstest
3-499-61391-3

Power for Life
Ole Petersen
Das Energieprogramm
Burn Fett statt Burnout
Mit Real-Age- und Stress-Test
3-499-61394-8

Glücksfaktor Sex
Astrid-Christina Richtsfeld
Mehr Lust und Spaß

Erotik, Energie, Erfolg
Sex-Food & Spezialrezepte
3-499-61390-5

Wellness-Weekends
Christa G. Traczinski
Sinnlichkeit. Energie. Reinigung.
Ausgeglichenheit

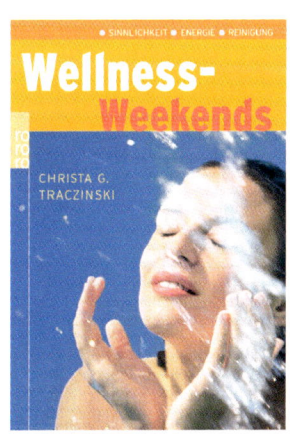

3-499-61392-1

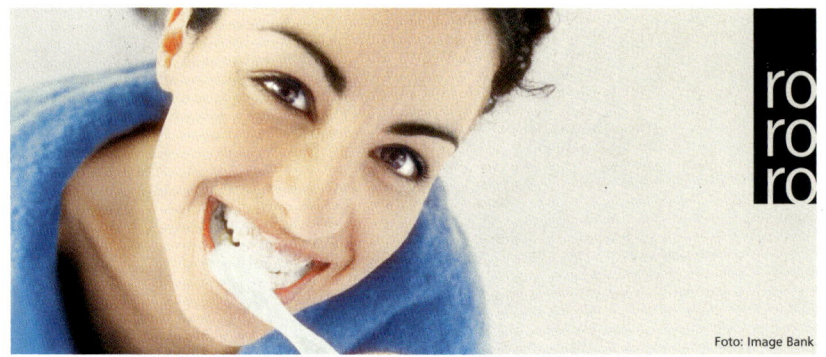

rororo Ratgeber Gesundheit

Für ein vollständiges körperliches, seelisches und soziales Wohlbefinden

Kaiserschnitt auf Wunsch
Annette Bopp
Entscheidungshilfen; Vorteile und Risiken; Experten und Adressen
3-499-61466-9

Beauty-Guide Zähne
Katharina Butz
Die besten Tipps für ein strahlendes Lächeln; Kosmetik beim Zahnarzt und zu Hause. 3-499-61467-7

Beckenboden – deine geheime Kraft
Margarita Klein
Wohlfühlen und Entspannen Sexualität neu genießen
3-499-61465-0

Schluss mit der Müdigkeit
Dr. Gabi Hoffbauer
Ursachen und Hilfen; Energie zurückgewinnen. Mit großem Müdigkeitstest. 3-499-61457-X

Leben mit dem Tinnitus
Richard Hallam
Mit Tinitus-Fragebogen; Beschwerden lindern; Experten und Adressen. 3-499-61403-0

Schönheitsoperationen
Karen Willen
Die wichtigsten Eingriffe Entscheidungshilfen Tipps zur Vor- und Nachsorge Experten, Kosten und Adressen

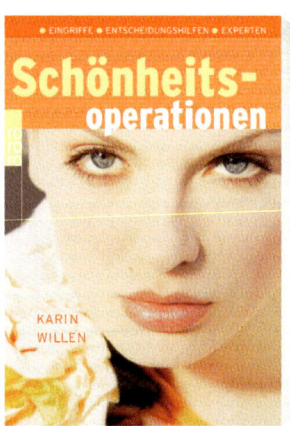

3-499-61402-2

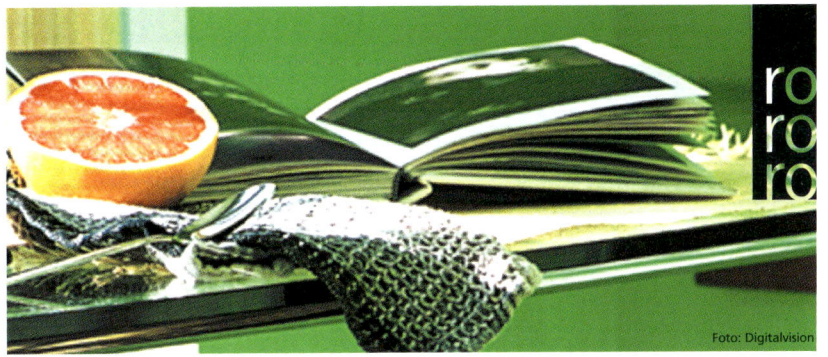

Feng Shui gegen das Gerümpel des Alltags –
Der Bestseller von Karen Kingston

Wie man ausmistet
Den Papierkram beherrschen
Gerümpelfrei bleiben

Feng Shui ist die chinesische Kunst, Häuser so zu bauen und Räume so einzurichten, dass Menschen sich darin wohl fühlen und ihr Energieniveau behalten oder sogar stärken. Nun werden wir vielleicht nicht gleich unser Haus umbauen oder unsere Wohnung völlig umgestalten wollen, aber Gerümpel haben wir alle. Wie wir uns davon befreien und so unsere gestaute Energie und damit unser ganzes Leben in Schwung bringen, erklärt die international bekannte Feng-Shui-Expertin Karen Kingston in ihrem ungemein praktischen Ratgeber.

«Ein großartiges Buch, das schon lange überfällig war. Ich habe es innerhalb einer Woche gleich zweimal gelesen, und es hat mir das Leben auf erfreuliche Art und Weise leichter gemacht.»
Louise L. Hay

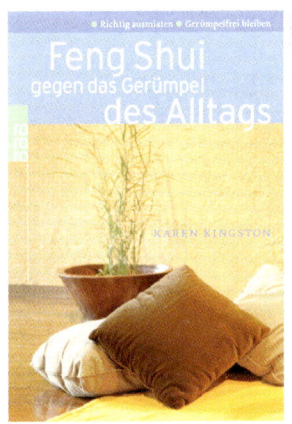

3-499-61399-9